Barbara Goldschmidt
Niamh van Meines

Handmassage bei Demenz
und in der Palliativpflege

„Nimm meine Hand ..."

Widmungen

Meinen Müttern, Sophie und Regina, für ihre Liebe und Unterstützung, und meinen Lehrern, besonders Jack Gray, der den Keim legte, Catherine Shainberg, die das Licht der Metaphorik hineinbrachte und Jeffrey C. Yuen, dessen Lehren wie Regen darauf fielen.

Barbara Goldschmidt

Für Harry und Amber, wie immer: zuverlässig, gegenwärtig und unterstützend.
Für alle Menschen, die mir erlaubt haben, ihr Leben zu berühren, und von denen ich so viel gelernt habe.

Niamh van Meines

***

„Liebe ist ein Überlebensvorteil, auf schöpferische Weise verliehen."

Ashley Montagu

Barbara Goldschmidt
Niamh van Meines

Handmassage bei Demenz und in der Palliativpflege

„Nimm meine Hand ..."

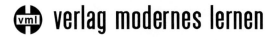

Sicherheits-Hinweis: Therapeutische Vorgehensweisen sind ständigen Entwicklungen unterworfen. Forschung und klinische Erfahrung erweitern unsere Erkenntnisse, insbesondere was Behandlung und medikamentöse Therapie betrifft. Soweit in diesem Werk eine Dosierung oder eine Applikation erwähnt wird, oder Hinweise zum Vorgehen bei einer Therapie gegeben werden, darf der Leser zwar darauf vertrauen, dass Autoren, Herausgeber und Verlag große Sorgfalt darauf verwandt haben, dass diese Angabe dem Wissensstand bei Fertigstellung des Werkes entspricht. Dennoch kann vom Verlag keine Gewähr übernommen werden. Jeder Benutzer ist angehalten, durch sorgfaltige Prüfung der Vorgehensweise – und gegebenenfalls nach Konsultation eines Spezialisten – festzustellen, ob die dort gegebene Empfehlung für Kontraindikationen gegenüber der Angabe in diesem Buch abweicht. Autoren und Verlag appellieren an jeden Benutzer, ihm etwa auffallende Ungenauigkeiten dem Verlag mitzuteilen.

Dieses Buch erschien 2012 unter dem Titel „Comforting Touch in Dementia and End of Life Care – Take my Hand" bei Jessica Kingsley Publishers Ltd., 73 Collier Street, London, N1 9BE, UK – www.jkp.com. Alle Rechte vorbehalten.

© 2012 Barbara Goldschmidt und Niamh van Meines; © 2012 James Goldschmidt (Illustrationen)

Übersetzung: Brigitte Eckert, Medelby; Lektorat: Brigitte Balke-Schmidt

© 2015 by SolArgent Media AG, Division of BORGMANN HOLDING AG, Basel

Veröffentlicht in der Edition:
verlag modernes lernen Borgmann GmbH & Co. KG
Schleefstraße 14 · D-44287 Dortmund

2. Aufl. 2020

Gesamtherstellung in Deutschland: Löer Druck GmbH, Dortmund

Bestell-Nr. 1607   ISBN 978-3-8080-0735-8

Urheberrecht beachten!
Alle Rechte der Wiedergabe dieses Fachbuches zur beruflichen Weiterbildung, auch auszugsweise und in jeder Form, liegen beim Verlag. Mit der Zahlung des Kaufpreises verpflichtet sich der Eigentümer des Werkes, unter Ausschluss der § 52a/b und § 53 UrhG., keine Vervielfältigungen, Fotokopien, Übersetzungen, Mikroverfilmungen und keine elektronische, optische Speicherung und Verarbeitung (z. B. Intranet), auch für den privaten Gebrauch oder Zwecke der Unterrichtsgestaltung, ohne schriftliche Genehmigung durch den Verlag anzufertigen. Er hat auch dafür Sorge zu tragen, dass dies nicht durch Dritte geschieht. Der gewerbliche Handel mit gebrauchten Büchern ist verboten.
Zuwiderhandlungen werden strafrechtlich verfolgt und berechtigen den Verlag zu Schadenersatzforderungen.

Inhalt

Danksagungen 9

Teil 1   Ein Gefühl der Verbundenheit 11

Kapitel 1: Dein „strahlendes Meer" 13
- Teile Dein „Strahlen" 15
- Die Hand als natürliche Wahl 16
- Forschungsergebnisse zur Wirkung der Handmassage 17
- Dem Wesentlichen mit dem Wesentlichen begegnen 19
- Die Gemeinschaft der Pflegenden 21

Berührung teilen: Beginnen Sie einfach 23
Die innere Praxis: Bewusstheit für Körper und Atem 25

Kapitel 2: Die Wohltaten der Berührung teilen 29
- Wann Berührung beruhigend wirkt 29
- Körperliche Reaktionen auf Berührung 31
- Einbeziehung von Selbsterkenntnis 38

Berührung teilen: Seien Sie offen 39
Die innere Praxis: Wärmen Sie Ihre Hände an 41

Kapitel 3: Der Körper als Teilchen und Wellen 45
- Wir sind viele Energien 45
- Der Weg der Energie durch den Körper 47
- Beweise für den Nutzen der Energie 48
- Ein Energiefluss 50

Berührung teilen: Sie können ohne Worte Trost spenden 52
Die innere Praxis: Sich erden 53

Kapitel 4: Ein spürbarer Geist ... 55
- Die Qualität der Berührung ... 55
- Eine mitfühlende Präsenz entwickeln ... 57
- Eine erweiterte Intelligenz ... 60
- Das Geschenk der Gegenwart ... 62
- Ein kreativer Sprung ... 64

Berührung teilen: Strengen Sie sich nicht an ... 66
Die innere Praxis: Achtsamkeit einfach gemacht ... 68

Teil 2 Fokussieren Sie Ihre Berührung ... 69

Kapitel 5: Physische und energetische Eigenschaften der Hand ... 71
- Akzeptanz und Ungezwungenheit ... 71
- Sprechende Hände ... 72
- Untersuchungen zeigen: Handmassage ist effektiv ... 73
- Sensibilität und das Gehirn ... 76
- Meridianpunkte und ihre Effekte ... 77
- Meridian-Schlüsselpunkte auf der Hand ... 80
- Verweilen Sie an einem Punkt ... 89
- Ihre strahlende Hand ... 90

Berührung teilen: Manchmal ist weniger mehr ... 91
Die innere Praxis: Die Haut scannen ... 92

Kapitel 6: Bevor Sie beginnen ... 95
- Die „Goldstandards" der Praxis beachten ... 95
- Pflegestandards ... 96
- Standards der Massagetherapie-Praxis ... 97
- Kontraindikationen und Vorsichtsmaßregeln ... 97
- Alternativen zur Massage ... 107
- Ethik ... 109

Berührung teilen: Lernen Sie, sich selbst zu vertrauen ... 113
Die innere Praxis: Atmen in Harmonie ... 115

Kapitel 7: Die Elemente einer Sitzung ... 117
- Was möchten Sie kommunizieren? ... 117
- Rhythmus der Sitzung ... 118
- Zubehör zusammenstellen ... 119
- Pflegeziele ... 120
- Der Pflegeplan ... 121
- Die Wichtigkeit, individuelle Bedürfnisse zu erkennen ... 122
- Ihre Vorbereitung ... 123
- Den Raum aufmerksam betreten ... 125
- Die richtigen Bedingungen schaffen ... 127
- Nach der Sitzung ... 132

Berührung teilen: Aus der Perspektive eines Empfängers ... 134

Kapitel 8: Der Ablauf einer Handmassage ... 137
- Vorbereitung ... 137
- Die Handmassage ... 139

Berührung teilen: Waschen Sie sich zuerst die Hände ... 158
Die innere Praxis: Sowohl Bewegung als auch Ruhe haben ihren Wert ... 160

Kapitel 9: Eine kurze Übersicht ... 163
- Massage-Abfolge und Hinweise zur Praxis ... 163

Die innere Praxis: Beziehen Sie Berührung in Ihren Tag mit ein ... 167

Teil 3 Handmassage in der Praxis ... 169

Kapitel 10: Zehn Herausforderungen beim Teilen von Berührung ... 171
- 1. Das Tempo verlangsamen ... 171
- 2. Es ist hart, weich zu sein ... 172
- 3. Wenn es Widerstand gibt ... 173
- 4. Umgang mit Angst ... 174
- 5. „Nichts" scheint zu passieren ... 176
- 6. Wenn sich das Teilen von Berührung unbehaglich anfühlt ... 177

- 7. Wenn die empfangende Person emotional wird ... 178
- 8. Veränderungen im Umfeld ... 179
- 9. Wenn Sie müde sind ... 180
- 10. Schaffen Sie sich ein Team ... 180

Berührung teilen: Widerstehen Sie nicht dem Widerstand ... 182
Die innere Praxis: In das Zentrum zurückkehren ... 184

Kapitel 11: Anpassung an unterschiedliche Bedürfnisse ... 187

- Häufige Krankheiten bei älteren Menschen ... 187
- Symptome bewerten ... 195
- Hautprobleme ... 196
- Handbeschwerden ... 198
- Tuben und andere Hilfsmittel ... 199

Berührung teilen: Erwägen Sie, fachliche Hilfe in Anspruch zu nehmen ... 204

Kapitel 12: Tröstende Berührung in der Palliativpflege ... 211

- Anwesend sein, um zu trösten ... 212
- „Wissen sie, dass ich da bin?" ... 214
- Eine Rückkehr zum Geist ... 217
- Den Kreis der Pflegenden erweitern ... 220

Berührung teilen: Ihre Gegenwart ist ein Geschenk ... 221
Die innere Praxis: Eine Sitzung beenden ... 224

Literatur ... 225

Hilfreiche Adressen ... 231

Stichwortverzeichnis ... 233

Danksagungen

Die Idee für dieses Buch verdanken wir in hohem Maß der Psychologin Nanette A. Kramer und der Sozialarbeiterin Janice Dabney, die sinnvolle Methoden suchten, um schwer demente Bewohner und Bewohnerinnen des *Cobble Hill Health Center* in Brooklyn, New York, in das Leben einzubeziehen. Diese Suche führte zu einem Forschungsprojekt mit dem Titel „Auswirkungen eines speziellen Trainings für Betreuer und Betreuerinnen in Familien und Heimen unter Anwendung von Musik und Massage bei Heimbewohnern mit fortgeschrittener Demenz", das 1996 durch das *New York State Department of Health* aus Mitteln für Demenzkranke finanziert wurde. Die Verwaltung von Cobble Hill war mit so viel Unterstützung und Enthusiasmus dabei, dass alle Teilnehmer und Teilnehmerinnen sich als wertvoller Teil des Teams fühlen konnten.

Dr. Kramer und Janice Dabney begleiteten die nachfolgenden Bemühungen, Berührung in das Leben der Heimbewohner zu integrieren. Dank der *American Massage Therapy Association* wurden 1998 Mittel für eine Beratungsstelle bereitgestellt, und dadurch konnten zahlreiche Familienangehörige der Heimbewohner die Methode erlernen. 1999 stellte der *United Hospital Fund* einen Zuschuss für ein Projekt mit dem Namen „Süße Träume" zur Verfügung, bei dem die Methode eingesetzt wurde, um sachkundige Berührung in die Schlafenszeit-Routine mit aufzunehmen. Diesem Projekt wurde eine besondere Ehrung zuteil: Es erhielt von der *American Society of Aging/Brookdale Center on Aging* des Hunter College eine Auszeichnung als eine der besten Praktiken.

Bewohner und Bewohnerinnen konnten danach weiterhin in den Genuss der tröstenden Berührung kommen, da das *Swedish Institute*, ein College für Gesundheitsforschung in New York City, Studenten und Studentinnen seines Massage-Therapie-Programms im Rahmen eines betreuten Praktikums dorthin schickte. Eine ähnliche Möglichkeit wurde durch Dr. Russell Portenoy am *Beth Israel's Jacob Perlow Hospice* (jetzt *MJHS Hospice* und *Palliative Care Unit* für Massagetherapeuten und betreute Studenten) angeboten.

Wir schulden den folgenden Personen Dank, die ihr Wissen, ihre Expertise und ihre Zeit eingebracht haben, um dieses Buch entstehen zu lassen und zu vollenden: Rocco Caputo, Fred Curtis, Mary Rose Dallal, Jeanne M. Denney, J. D. Elder, Alexandra Goldschmidt, Rachel Goldschmidt, Chris Jacob von *HeartMath*, Jean A. Leone, Diane Rooney, Catherine Shainberg, Pieter Sommen, Rona Weiss und Jeffrey C. Yuen. Ihnen allen ein herzliches Danke!

Wir sprechen unsere aufrichtige Anerkennung all den Forschern und Forscherinnen sowie Personen in der Verwaltung und den Praktikern und Praktikerinnen in der Gesundheitsfürsorge aus, die ihr Berufsleben der Aufgabe widmen, Menschen mit Demenz und in der Hospizpflege Trost und Lebensqualität zu bieten. Pflegende Familienangehörige leisten einen wesentlichen Beitrag; wir hoffen, auch sie finden dieses Buch nützlich.

Und schließlich Dank an das Team von *Jessica Kingsley Publishers* – Lisa Clarke, Emely McClave und Claire Cooper – die den Wert dieses Themas erkannten und die Möglichkeiten anboten, es als Buch der Welt zur Verfügung zu stellen.

Teil 1
Ein Gefühl der Verbundenheit

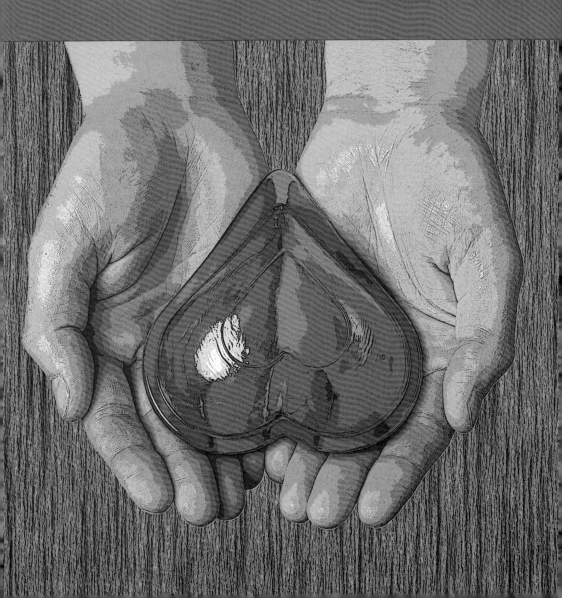

Kapitel 1: Dein „strahlendes Meer"

Wenn jemand, den Sie lieben, chronisch krank ist, alt wird oder sich dem Ende seines Lebens nähert, möchten Sie Zeit mit ihm verbringen und Sie möchten helfen. Sie fühlen sich vielleicht überwältigt bei dem Versuch, die Krankheit zu verstehen, die Auswirkungen auf den Menschen zu erfassen, den Sie lieben, und die Behandlungen, denen er sich unterziehen muss. Nicht zu wissen, was man tun soll, vergrößert den Stress, den man empfindet; Familienmitglieder sagen oft, sie seien völlig ratlos, wie sie noch eine bedeutungsvolle Rolle in einer Beziehung spielen können, die sie trotz der Veränderungen noch aufrecht erhalten möchten.

Als der Buchrezensent der *New York Times*, Anatole Broyard, mit einer chronischen Krankheit in ein Krankenhaus überwiesen wurde, beschrieb er Besucher, die ihn mit einer „verlegenen Liebe" anschauten. In seiner Kolumne zitierte er einen Therapeuten, der „Verlegenheit" als ein Strahlen definierte, „das nicht weiß, was es mit sich anfangen soll". Broyard wünschte sich eine Anleitung, die Familie und Freunde eines kranken Menschen lehrt, wie man das Beste aus diesem Strahlen machen kann (Broyard, 1990, S. 29).

Diese Beobachtung und der Wunsch treffen in beiderlei Hinsicht zu: Dieses Strahlen geht *tatsächlich* von uns aus; und die Energien, die von uns ausgehen, *können* heilsam sein. Und obwohl niemand die Verdienste der modernen Medizin aufgeben würde, kann die Sehnsucht nach solch einer Verbundenheit nicht durch Technologie erfüllt werden. In unserem Bereich geht es um eine Art von Kraft, die nur von lebendigen Menschen ausgehen kann.

Die Vorstellung vom menschlichen Wesen, das strahlt – das heißt sowohl Teilchen als auch Wellen abgibt, Materie und Energie – ist alt und neu zugleich. Sie ist seit Jahrtausenden Bestandteil einiger traditioneller Heilmethoden und wird jetzt auch von der etablierten Medizin erforscht. Ärzte, Krankenschwestern, Homöopathen, Naturheilpraktiker, Akupunkteure, Psychologen und Bodyworkers – ebenso wie ihre Patienten und Klienten – gehören zu dem Personenkreis, der eine erweiterte Sichtweise von Gesundheit hat, zu der Körper, Energie, Geist, Beziehungen und die Umgebung gehören. Bei diesem Ansatz, der häufig als Integrative Gesundheitsförderung bezeichnet wird, geht es nicht nur um die Integration verschiedener Therapien, es geht auch darum, alle Aspekte des Menschseins zu integrieren. Kurz erklärt sind dies:

Körper ❭ Der physische Teil des menschlichen Wesens besteht aus den fassbaren Erscheinungsformen des Körpers, wie Organe, Drüsen, Blut und Gene. Diese Substanzen können gemessen und analysiert werden.

Energie ❭ Die nicht-physischen Erscheinungsformen des Körpers – wie Wärme, Atem, Klang und Magnetismus – sind weniger fassbar und bewegen sich in Wellen fort, genauso wie alle anderen Energien im Spektrum des Lebens. Die schwingenden Erscheinungsformen unserer Umgebung – wie Klang, Gerüche und Licht – finden ihren Nachhall in der Energetik des Körpers und können sowohl die physischen als auch die psychischen Funktionen beeinflussen.

Geist ❭ Die Qualität dessen, was man macht, ist abhängig von der Geisteshaltung, mit der man es macht. „Geist" als Teil des physischen Körpers bezieht sich auf die vielen Dimensionen der Seele – einschließlich bewusster und unterbewusster Bereiche, Emotionen, Träume, Erinnerungen, Projektionen, Zielsetzungen und kreativer Inspiration. Es betrifft diesen in der Person begründeten Begriff von Geist. Wenn es um die Quelle dieser animierenden Kräfte geht, wird „Geist" zu „Der Geist". Es gibt viele Traditionen, die sich mit Ritualen und Glaubensvorstellungen „Dem Geist" nähern. Diese Traditionen können zwar für Menschen, die krank sind oder sich ihrem Lebensende nähern, sehr bedeutungsvoll und tröstlich sein, dieses Buch konzentriert sich aber auf das persönliche Gefühl von Geist, der seinen Ursprung im Körper hat, ohne jegliche religiöse Bedeutung. Dieses persönliche Gefühl von Geist ist besonders bei der Anwendung von Berührung wichtig.

Diese drei Komponenten konstituieren den Körper und können bewusst eingesetzt werden, um Veränderungen zu bewirken, die sowohl berührbar als auch schwingend sind. Ihr Nutzen ist in vielen traditionellen Praktiken von fundamentaler Bedeutung. Obwohl einige der Techniken, die in diesem Buch vorgestellt werden, aus der klassischen chinesischen Medizin abgeleitet sind, werden Akupunktur und Akupressur heutzutage weltweit angewandt. Das System Körper-Energie-Geist ist nicht nur eine östliche Perspektive, es ist die Sichtweise einer lebenden Matrix, die allen menschlichen Wesen gemeinsam ist. Da sie zeitlos und universell ist, bleibt sie über die Zeiten hinweg von Bedeutung.

Berührung ist einzigartig, da sie alle drei Aspekte einer Person beeinflussen kann und je nach Absicht einen ausgewählten Aspekt stärker betonen kann als den anderen. Man kann entscheiden, Berührung bei einer der drei Komponenten anzuwenden oder bei allen dreien, wie man es möchte. Wie man sich auch entscheidet, es ist eine interessante und lohnende Erfahrung.

Teile Dein „Strahlen"

Der Tastsinn ist der erste der Sinne, der sich entwickelt, und Berührung ist unser ganzes Leben lang ein grundlegendes Bedürfnis (Montagu, 1978). Wenn man lernt, Berührung als Kommunikationsmittel zu verwenden, entdeckt man unter Umständen eine Alternative zu Worten, die ein tiefliegendes Bedürfnis zufriedenstellen kann. Wenn jemand alt wird, chronisch krank ist oder sich seinem Lebensende nähert und die Ausübungen alltäglicher Rollen und Fähigkeiten verloren gegangen sind, neigen Betreuer und Betreuerinnen naturgemäß zu nicht-verbalen Wegen der Kommunikation. Sie messen einem Flackern im Auge, dem Atemrhythmus oder dem Händedruck mehr Bedeutung zu als Hinweisen für Bewusstsein. Sie werden feststellen, dass die gezielte Berührung als Ausdruck Ihrer körperlichen Gegenwart, dass die Energie Ihrer Liebe, Freundlichkeit und Ihres Mitgefühls wichtige Bestandteile der Kommunikation werden.

Dieses Buch soll als Inspiration für pflegende Personen dienen, die mit der Berührung einem geliebten Menschen oder einem Freund Trost spenden möchten. Es wird hier eine Folge von Handmassagen vorgestellt, die sich auf eine 20-jährige Praxis in der Tradition westlicher und östlicher Körperarbeit begründet. Mit eingeschlossen sind Übungen zur Steigerung der Bewusstheit und der Sensibilität, da die therapeutische Berührung mehr bietet als eine reine Technik. Eine Vielfalt von Übungen zur Kultivierung des Körper-Seele-Ansatzes finden Sie im Buch in den Info-Kästen mit der Bezeichnung „Die innere Praxis".

Es gibt auch Geschichten über gemeinsames Berühren, die aus den Erfahrungen der Autorinnen stammen, die als staatlich anerkannte Massage-Therapeutin und praktizierende Krankenschwester in qualifizierten Pflegeheimen und Hospizen gearbeitet haben. Diese Situationen aus dem wirklichen Leben zeigen, wie die Anwendung von Berührung sich allmählich und in einem individuell angepassten Tempo entwickelt.

Obwohl Berührung hilfreich sein kann, ist sie nicht für jeden geeignet. Manche Menschen haben aus einer Vielzahl von Gründen eine Abneigung gegen Berührung. Dies ist ein Teil der menschlichen Natur, der akzeptiert und respektiert werden sollte. Wenn entweder Sie oder die Empfängerin oder der Empfänger nicht an Berührung interessiert sind oder dies wegen der Umstände nicht möglich ist, gibt es andere Wege, die Pflege zu verbessern. Vorschläge für alternative Wege, die Sie in Betracht ziehen könnten, finden sich in Kapitel 6 „Bevor Sie beginnen".

Die Hand als natürliche Wahl

Pflegende Personen halten instinktiv die Hand des Menschen, den sie unterstützen möchten. Der Einsatz der Berührung, wie er in Kapitel 8 „Eine Abfolge von Handmassagen" vorgeschlagen wird, führt das Händehalten noch ein wenig weiter. Hier liegt die Konzentration auf den Händen, leichte Massagebewegungen werden hinzugefügt sowie Aufmerksamkeit für die Punkte der Energiepfade und ein fokussiertes Bewusstsein, um in strukturierter Weise Berührung gemeinsam zu erleben und zu teilen.

Die Hand ist zwar nur ein kleiner Teil des Körpers, aber es gibt viele Gründe, warum sie in der Pflege für die geteilte Berührung eine gute Wahl ist. Die meisten Menschen empfinden es als angenehm, die Hand einer anderen Person zu berühren. Die Hand ist leicht zugänglich, es ist kein Entkleiden notwendig und man kann viele der Theorien und Techniken der Massagetherapie einsetzen. Das Berühren der Hände ergibt Sinn, wenn man eine Beziehung stärken will, da die Hände eine wichtige Rolle in der Art und Weise spielen, wie wir kommunizieren. Wir winken jemandem zu, schütteln die Hände und umarmen uns. Wenn jemand krank ist oder alt wird und die Fähigkeit zu sprechen, zu hören oder zu verstehen abnimmt, hilft die Berührung uns, eine Verbindung herzustellen, die nicht mehr verbal ist, sondern gefühlt wird.

Da die Hände so empfindsam sind, sind sie höchst empfänglich sowohl für das Berühren als auch für das Berührt-Werden. Ihre Haut hat viele Rezeptoren für sensorische Information: Schmerz, Kälte, Hitze, Berührung und Druck. Die Rezeptoren leiten die Information mit großer Präzision und detailliert an das Gehirn weiter, das ein Viertel all seiner motorischen Aktivität der Hand widmet.

Auch die Betrachtung der Energie weist auf die Fähigkeit der Hand hin, Einfluss auf den Oberkörper zu nehmen, insbesondere auf den Kopf. In der klassischen chinesischen Medizin, die bis zu 74 Pfade beschreibt (auch „Meridiane" genannt), durch die Energie fließt, werden die Meridianpunkte der Hände und Fingerspitzen benutzt, um Energie zu den Augen, Ohren, der Nase und der Zunge zu leiten. Besonders die Fingerspitzenpunkte sind wichtig wegen ihres Potentials, mit den tiefen Aspekten der Körper-Seele zu kommunizieren, die als *Shen* oder Geist bezeichnet werden.

Forschungsergebnisse zur Wirkung der Handmassage

Wir berühren die ganze Zeit irgendetwas, wie kann also Berührung, die „therapeutisch" ist, anders sein? Benötigt man besondere Kräfte? Welchen Nutzen kann man sich davon erhoffen? Lohnt sich ein Versuch? In steigender Zahl werden Forschungsarbeiten durchgeführt, um die Vorteile der Berührungstherapie bei unterschiedlichen Fällen zu untersuchen. In den meisten Arbeiten finden sich Hinweise auf positive Wirkungen, die den Einsatz lohnend erscheinen lassen. Die Berührung erfolgt manchmal durch professionelle Massagetherapeuten und manchmal durch pflegende Personen mit eingeschränktem Training, einschließlich der Familienmitglieder.

Die Handmassage, die in diesem Buch vorgestellt wird, wurde für eine Untersuchung entwickelt, die den Einsatz von Berührungs- und Musiktherapie bei Bewohnern eines Pflegeheimes mit schwerer Demenz erforschte. Menschen in Pflegeheimen und Krankenhäusern sind am meisten der Gefahr ausgesetzt, der strahlenden menschlichen Energie beraubt zu sein, einer Kraft, die sonst frei zwischen Menschen fließt, die sich umeinander sorgen. Die körperlichen Interaktionen sind oft an bestimmte Arbeitsaufgaben gebunden, ihnen fehlt die Bedeutung auf einer tieferen emotionalen Ebene, und sie schaffen keine dauerhafte Bindung zwischen der pflegenden und der empfangenden Person. Hinzu kommt, dass Heimbewohner und -bewohnerinnen aus einer Reihe von Gründen seltener eine bedeutungsvolle verbale Kommunikation mit ihren Pflegern haben, was die Isolation, die sie erleben, verstärkt.

Die Untersuchung bot Familienmitgliedern und Hilfskräften des Heimes, also den Personen, die die meiste Zeit mit den Bewohnern verbrachten, die Möglichkeit, Berührung als eine Aktivität zu erlernen, die bedeutungsvoll für sie sein könnte. Der Ansatz war relativ leicht zu erlernen, sicher in der Anwendung, zwischen den Geschlechtern einfach zu akzeptieren und leicht anzupassen. Das Hauptziel lag für die gebende Person darin, Verbindung herzustellen, zu kommunizieren und dem empfangenden Menschen Behaglichkeit zu verschaffen. Die Erfahrungen vieler verschiedener Pflegepersonen wurden in Geschichten zusammengefasst und finden sich in diesem Buch in den wiederkehrenden Rubriken „Berührung teilen". Jede von ihnen illustriert grundlegende Prinzipien, die den Lernprozess leiten können.

Pfleger und Pflegerinnen lernten die Massage in zwei halbtägigen Sitzungen. Dann übten sie mit ausgewählten Bewohnern in wöchentlichen Sitzungen, die sich über ungefähr zwei Monate erstreckten, und in dieser Zeit wurden sie von einer ausgebildeten Therapeutin betreut und unterstützt. Am Ende der Studie zeigte die Untersuchung, dass die Bewohner eine angemessene und deutliche Reaktion auf Berührung hatten, die Entspannung größer geworden war, die Traurigkeit geringer und weniger Aufgeregtheit auftrat (Kramer und Smith, 1999). Die Pflegepersonen hielten es für eine sinnvolle Handlung.

Obwohl dieser Ablauf für Menschen mit Demenz entwickelt wurde, wird Handmassage in den USA in vielen verschiedenen Einrichtungen der Gesundheitsfürsorge eingesetzt und steht im Mittelpunkt einer ganzen Reihe von Studien. Handmassage ist zum Beispiel für den Einsatz in der palliativen Pflege untersucht worden (Osaka et. al., 2009), für Entspannung bei älteren Menschen (Harris und Richards, 2010), als Trost bei Bewohnern von Pflegeheimen (Kolcaba, Schirm und Steiner, 2006) und bei postoperativen Schmerzen (Wang und Keck, 2004). Wenn sie Teil des Angebotes in Hospizen und Krankenhäusern ist, kann beruhigende Berührung sowohl von professionellen Mitarbeitern ausgeführt werden, als auch den pflegenden Angehörigen beigebracht werden.

Dem Wesentlichen mit dem Wesentlichen begegnen

Um in den vollen Genuss der strahlenden Berührung zu kommen, braucht es mehr als eine Reihe von Massagebewegungen oder Techniken. Um die eigene vibrierende Natur ganz auszunutzen und ganzheitlich zu kommunizieren, müssen sowohl der Körper als auch die Seele einbezogen werden. Die klassische chinesische Medizin hat längst diese komplementäre Beschaffenheit des Heilens erkannt, indem sie von der „äußeren" und der „inneren" Medizin spricht.

Die äußere Medizin ist Teil der Wissenschaft des Körpers und umfasst Arzneimittel und Operationen ebenso wie Kräuter und Akupunktur. Sie wird häufig von Fachleuten angeboten. Der innere Bereich ist Teil der Wissenschaft des Wesens, die den Gedanken und Emotionen eines Menschen und den Möglichkeiten, sie bewusst zu steuern, große Bedeutung beimisst. Die chinesischen Weisen bezogen sich auf diese inneren Praktiken als die „Verfeinerung". In ihren Augen ist sie es, die dem Leben einen Sinn gibt.

Die inneren Praktiken haben nicht nur die Gesundheit zum Ziel, sondern auch die Erweiterung der Intelligenz, die in allen Bereichen des Lebens anwendbar ist. Sie begründen sich auf folgender Prämisse: Die Seele ist mehr als das Gehirn; eine umfassendere Sichtweise der Seele sieht den ganzen Körper und die Energien, die ihn lenken. Sie hat sowohl bewusste als auch (unter-)bewusste Aktivitäten. Jeffrey C. Yuen, ein berühmter taoistischer Lehrer der klassischen chinesischen Medizin und Dekan des Akupunktur-Programms am *Swedish Institute* in New York City, sagt seinen Studierenden, dass sie durch eine innere Praxis wie Meditation einen tieferen Zugang zu ihrem Bewusstsein erlangen, um ihre „Quelle der Kreativität" zu entdecken.

Jeder kann diese Verbindung erleben. Eine Pflegerin berichtete von einem Vorfall, bei dem der Einsatz von Berührung sie und ihre Art zu arbeiten verändert hat. Am Ende eines achtwöchigen Trainingsprogramms erzählte sie, wie sie beschlossen hatte, den Massage-Ablauf mit der von ihr betreuten Heimbewohnerin im Tagesraum gleich nach dem Mittagessen durchzuführen. Mitten in ihrer Sitzung fingen einige der anderen Bewohner an sich zu streiten, was zu einer kurzen Auseinandersetzung über das Essen führte. Aber sie und die von ihr betreute Bewohnerin waren mitten in all diesen Streitigkeiten eine Insel der Ruhe geblieben. Sie war beeindruckt, wie gut sie in der Lage gewesen war, sich weiterhin zu konzentrieren. „Woher kommt das?", fragte sie sich. „Ist dies eine Art von Meditation?" Und dann fügte sie ein wenig vorwurfsvoll hinzu: „Warum wird dies nicht auf der ganzen Welt gelehrt?"

Diese Frage kann am besten mit weiteren Fragen beantwortet werden: Wer sollte Berührung lernen? Wer unterrichtet die pflegenden Personen? Wie sollen der Unterricht und die Folgestunden finanziert werden?

Die Gemeinschaft der Pflegenden

Dieses Buch gibt Menschen eine einfache und strukturierte Methode an die Hand, Berührung zu teilen. Das können Söhne und Töchter sein, die ihre kranken und gebrechlichen Eltern pflegen. Es können Mann und Frau sein, Nichten und Neffen oder Eltern, die für ihre ihnen nahestehenden Angehörigen sorgen. Pflegende Personen haben die unterschiedlichsten Aufgaben: einige kommen, um sich hinzusetzen, zu reden und etwas Zeit dort zu verbringen; andere kochen vielleicht, machen sauber, kaufen ein und begleichen Rechnungen. Viele von ihnen baden die Person, die sie pflegen, betten sie um, füttern und waschen sie. Wir hoffen, die hier angebotenen Informationen werden Sie dazu anregen, sich Gedanken darüber zu machen, wie Sie Berührung einsetzen und über die vielen Bedeutungen, die sie haben kann.

Unser Hauptaugenmerk liegt zwar auf den pflegenden Familienangehörigen, aber ein Text wie dieser kann auch interessant für Krankenschwestern und Schwesternhelferinnen sein, die in der Gesundheitsfürsorge arbeiten. Vielleicht haben auch Sozialarbeiter, Geistliche und ehrenamtliche Helfer, die Menschen zu Hause oder im Krankenhaus besuchen, Interesse daran, Berührung in ihren Fürsorgeplan mit aufzunehmen.

Ob sie nun Familienmitglieder oder Angestellte sind – alle Pflegepersonen leisten einem kranken Menschen Gesellschaft, bieten ihm wertvolle emotionale Unterstützung und schaffen bedeutungsvolle Augenblicke, die niemals wiederholt werden können. Sie werden vielleicht nicht dafür bezahlt und finden oft zu wenig Anerkennung, aber alle machen es aus Liebe zur pflegerischen Arbeit und aus Herzensgüte. Es besteht großer Bedarf an den körperlichen, tatkräftigen und spirituellen Zuwendungen, die nur Pflegepersonen leisten können.

Der Einsatz von Massage in der Gesundheitspflege ist Teil einer Bewegung der integrativen Medizin, die in den 1970er Jahren begann. Es war eine Suche, die von Menschen in Gang gesetzt wurde, die nach einer natürlicheren Lebensweise strebten. In Hinblick auf Gesundheit wünschten sie sich einen Körper-Geist-Ansatz ohne toxische Stoffe, eine Erziehung zur

Selbstfürsorge und das Handwerkszeug, das ihnen Macht über sich selbst gab. Und vielleicht müssen es die Menschen sein, nicht die Fachleute und die Politiker, die diese Bewegung am Leben erhalten, indem sie Veränderungen in Gang setzen.

Fast jede Forschungsarbeit, die sich mit Berührung beschäftigt, entdeckt positive Effekte, die eine weitere Untersuchung rechtfertigen. Es gibt nur selten nachteilige Reaktionen oder Nebenwirkungen. Die Kosten dafür, Berührung in einen Fürsorgeplan mit aufzunehmen, sind relativ niedrig, aber Institutionen sind oft durch Einschränkungen im Budget behindert, wenn sie sich darum bemühen, diese Therapie in ihre Leistungen mit aufzunehmen. Die Bedürfnisse der Menschen nach Trost und Fürsorge können aber nicht auf bürokratische Zustimmung warten; sie brauchen sie jetzt.

Jeder, der etwas darüber erfahren möchte, wie man in die Fürsorge für die Familie einbezogen werden kann, sollte in die Lage versetzt werden, eine solche Fortbildung von zuverlässigen Fachleuten zu erhalten. Sie möchten Berührung in einem Pflegeheim oder in einer fachlich betreuten Einrichtung einführen? Nehmen Sie Kontakt zur Verwaltung auf, dem Arzt, den Schwestern, Sozialarbeitern und Psychologen. Vielleicht können Sie mit einer Handmassage anfangen, um zu demonstrieren, was Sie zu tun beabsichtigen, wobei Sie gleichzeitig dem Personal eine gewisse Erleichterung im Arbeitsstress verschaffen.

Was ist aber, wenn man dort einverstanden ist, aber keine Mittel für Kurse und organisierte Unterstützung vorhanden sind? Treffen Sie sich mit anderen Pflegepersonen und legen Sie Ihre Mittel zusammen. Bemühen Sie sich um Zuschüsse oder organisieren Sie Spendenaktionen! Setzen Sie sich für sichere, innovative Ansätze ein, die Sie in Ihre Situation mit einbeziehen können.

Als Pflegeperson, die für tröstliche Berührung sorgen möchte, sollten Sie kein „Einzelkämpfer" bleiben, sondern Sie sollten in der Lage sein, sich am Einsatz und der Unterstützung des Pflegeteams zu erfreuen. Als Teil eines interdisziplinären Teams können Sie den Wert der Medizin und die Wohltat Ihres fürsorglichen Herzens vereinen. Nach der Überzeugung vieler Menschen ist dies die Art des Handelns, die zum Wandel der Gesundheitsfürsorge auf der ganzen Welt führen wird – das alles umfassende strahlende Meer, das alle Menschen teilen.

Berührung teilen

Beginnen Sie einfach

Frau F., seit 15 Jahren qualifizierte Schwesternhelferin in einer anerkannten Pflegeeinrichtung, war sehr ausgelastet in ihrer geriatrischen Abteilung und doch war sie fürsorglich und dynamisch genug, um freiwillig an einem Forschungsprojekt teilzunehmen, bei dem Berührungstherapie als Methode untersucht werden sollte, um Bewohnern und Bewohnerinnen mit schwerer Demenz helfen zu können. Die ihr anvertraute Frau, „Anna", hatte keine Kontrolle mehr über ihre Muskeln und sie sprach kaum. Frau F. tat alles für sie. Anna hielt ihre Arme aufgrund von Kontrakturen steif an ihrer Brust und die Fäuste waren fest geballt. Hierdurch wurde die Aufgabe, sie anzukleiden und zu baden, für ihre treue Pflegerin noch schwieriger.

In der ersten Übungssitzung lernte Frau F. die sanfte Massageabfolge, die sie an der Hand ihres Pfleglings anwenden würde. Frau F. war zwar sehr enthusiastisch bemüht, einen Weg zu finden, um Anna zu helfen, aber sie wurde etwas nervös. Sie berührte Anna ja den ganzen Tag, aber jetzt wurde sie aufgefordert, sie zu berühren, als ob die Berührung allein etwas erreichen würde. Brauchte sie „magische" Finger, fragte sie sich, damit sie etwas bewirkte? Würde sie überhaupt in der Lage sein, eine Handmassage an einer Hand auszuführen, deren Finger so fest geballt waren, dass Frau F. Watte in Annas Hände zwängen musste, damit diese sich nicht mit den Fingernägeln die Handflächen verletzte?

Zu Beginn, als Frau F. die Abfolge lernte, übte sie diese mit einer Kollegin. Im Klassenzimmer war es leicht. Jeder war kooperativ und ging auf alles ein. Aber sie wusste, es würde anders sein, wenn sie mit ihrem Pflegling arbeitete.

Zu ihrer ersten Sitzung auf ihrer Station wurde sie von der staatlich anerkannten Massagetherapeutin begleitet. Während sie zuschaute, wie die Therapeutin ihr die beruhigende Arbeit vorführte, merkte sie, wie ihre Sorgen dahinschwanden. Ihr wurde klar, dass es hier nicht um Magie ging, nicht um übermenschliche Anforderungen, es gab keine dieser Anspannungen, die medizinische Prozeduren begleiteten, und ihr wurden keine falschen Gefühle abverlangt. Die Streichelbewegungen waren einfach, und es bereitete ihr eine Art von Genuss, den ihr Pflegling vielleicht mit ihr teilen konnte.

Wegen der Kontrakturen beschränkte sie ihre Berührungen auf Annas Arm und die geballten Fäuste. Nach ungefähr drei Wochen, in denen Frau F. mindestens zweimal die Woche diese gezielte Berührung angewendet hatte, fiel ihr auf, dass Annas Arme etwas weniger steif waren. Und was hinzukam, die Watte, die sie ihr immer zwischen die Finger und Handflächen hatte zwängen müssen, ließ sich jetzt leicht hinein- und hinausschieben. Manchmal fiel sie sogar zu Frau F.s großer Überraschung während des Tages heraus.

Bald konnte sie die Streichelbewegungen bis zur ganzen Länge der Finger ausweiten. Noch vor Ende des dreimonatigen Forschungszeitraums konnte Frau F. Annas Arme ganz von deren Körperseite wegbewegen. Sie sagte, es sei nun „kein Problem" mehr, sie anzuziehen.

Im Laufe der Zeit war es ihr gelungen, Annas Finger, einen nach dem anderen zu strecken. Und eines Tages, als Frau F. ihre morgendliche Routine zum Abschluss brachte, nahm sie Annas Hand in ihre und Anna hob diese an ihre Lippen und gab Frau F.s Hand einen Kuss. Es war eine passende Geste der Zuneigung für diese Frau, mit der sie allen Trost in ihrem Heim verband.

> Die innere Praxis

Bewusstheit für Körper und Atem

Für Menschen, die Berührung professionell einsetzen, ist es normalerweise ein Teil ihrer Arbeit, sich so vorzubereiten, dass sie die Berührung mit einem Gefühl von Ruhe und Stille anbieten können. Sie machen körperliche und / oder geistige Übungen, um ihre Gedanken von den üblichen Sorgen zu befreien – ein Prozess, den man als „sich zentrieren" oder „sich erden" bezeichnet. Wenn Sie einen Weg finden, etwas in dieser Art zu tun, wird dies Ihre Ausstrahlung und ihre tröstende Berührung verstärken, zumindest während des kurzen Zeitraumes, in dem Sie damit beschäftigt sind.

Vorschläge, auf welche Weise Sie das Zentrieren ausprobieren können, sind hier in den meisten Kapiteln als Teil der inneren Praxis enthalten. Wenn Sie es anfangs schwer finden, sich zu zentrieren, verzweifeln Sie nicht: das ist eine ganz übliche Schwierigkeit. Die Gangart zu wechseln und sich zu zentrieren mag eine Herausforderung sein, aber die Mühe lohnt sich!

Eine der ersten Empfehlungen für das Zentrieren ist, auf körperliche Empfindungen zu achten, anstatt auf Gedanken. Traditionellerweise macht man das, indem man auf seinen Atem achtet. Das ist weder eine Entspannung noch eine Meditation, sondern es ist ein Beobachten des Atems und des eigenen Körpers.

1. *Nehmen Sie eine bequeme Sitzhaltung ein.* Legen Sie die Hände in den Schoß und atmen Sie normal aus. Es hilft, wenn Sie die Augen schließen, damit Sie Ihre Konzentration nach innen richten können.

2. *Während Sie ausatmen, lösen Sie jede Anspannung, die Sie nicht benötigen.* Fühlen Sie das Gewicht Ihres Körpers auf dem Stuhl, lassen Sie sich vom Stuhl tragen. Atmen Sie ein.

3. *Atmen Sie wieder aus, ganz langsam.* Wie unter 1. beschrieben, lassen Sie alle Teile Ihres Selbst eins werden. Machen Sie sich den Strom Ihres Atems bewusst: Einatmen und Ausatmen.

4. *Während Sie weiter bewusst atmen, beachten Sie, was Sie dabei empfinden.* Fühlen Sie Bereiche der Wärme und der Kühle? Irgendwo ein Unbehagen? Ein Kribbeln oder eine Anspannung? Beurteilen Sie nicht, was Sie fühlen, werden Sie sich dessen nur bewusst.

5. *Beobachten Sie als Nächstes den Strom Ihres Atems.* Geht ihr Atem langsam oder schnell? Strömt Ihr Atem bis in Ihre Kehle, Ihre Brust, Ihren Bauch?

6. *Beobachten Sie den Strom Ihrer Gedanken.* Wie schnell kommen und gehen Ihre Gedanken? Welcher Art sind Ihre Gedanken?

7. *Nehmen Sie jede andere Information Ihres Körpers bewusst wahr.* Atmen Sie langsam aus. Öffnen Sie Ihre Augen. Nehmen Sie zur Kenntnis, was Sie erlebt haben.

Solch eine kurze Überprüfung kann stattfinden bevor und nachdem man die heilsame Berührung angewendet hat. Es ist vielleicht nicht leicht, diese kurze Übung durchzuführen, weil Sie von Ihnen verlangt, langsamer zu werden, und die meisten Menschen sind es gewohnt, ständig aktiv zu sein. Ein Student berichtete zum Beispiel, er habe nichts gefühlt, als er seinen Körper und seinen Atem beobachtete. Aber später gab er zu, dass er die Übung nicht mochte, denn, wie er selbst sagte, „sobald ich damit anfing, wurde mir heiß, mein Gesicht wurde rot und ich wollte aufspringen". Obwohl sehr viel passierte, dachte er, das sei nicht das, was er eigentlich fühlen *sollte*. Er beobachtete nicht objektiv, was er fühlte.

Erkennen Sie Ihre Empfindungen, ganz gleich, welche es sein mögen. Wenn es irgendwie unbehaglich ist, wäre der nächste Schritt, einen Weg zu finden, sich mit der Situation zu befassen. Der aufgeregte Student könnte sich zum Beispiel eine unruhige See vorstellen und sich nach und nach einbilden, die Wellen würden kleiner werden, bis das Wasser ruhig und klar wäre. Oder er könnte sich fragen: „Wo liegt meine Quelle der Entspannung?" Manchmal werden Menschen unruhig, weil sie dehydriert sind, achten Sie also auf Ihre Bedürfnisse in Bezug auf Nahrung und Wasser.

Da es hier um einen kreativen Prozess geht, gibt es so viele Reaktionsmöglichkeiten wie Individuen. Der Abschnitt über Ressourcen am Ende des Buches enthält einige Vorschläge, wie man Hilfe finden kann, um zu lernen, die feinen Empfindungen als eine Kommunikation zwischen Körper und Geist zu begreifen. Wenn man diese Verknüpfung entdeckt und sich entsprechend verhält, wird man mit einem tiefen Gefühl der Verbindung zu einer inneren Quelle der Stabilität und Flexibilität belohnt.

Es ist hilfreich, einmal selbst zu erleben, wie es sich anfühlt, diese Berührung anzunehmen. Wenn möglich, sollten Sie also planen, dass jemand den Ablauf an Ihnen übt. Machen Sie diese Überprüfung von Atem und Körper vor und nach der Übungseinheit, damit Sie sehen können, welche Veränderungen in Ihrem Körper vor sich gehen. Wenn Sie selbst erlebt haben, was dabei geschieht, werden Sie sicherer darin, wie Sie Berührung anwenden müssen, um Trost zu spenden und eine Verbindung herzustellen.

Kapitel 2: Die Wohltaten der Berührung teilen

Es gibt ein jahrhundertealtes Sprichwort in der östlichen Heilungstradition, das lautet: „Die Arzneien, die mit dem Körper kommen, verlängern das Leben" (Cleary, 1986, S. 117). Das klingt vielleicht esoterisch, aber wie moderne Forschungen bestätigen, produziert der Körper ständig unterschiedliche Substanzen, die körperliche Prozesse steuern, wie zum Beispiel den täglichen Rhythmus von Wachen und Schlafen, die Entwicklungsstadien und das Heilen. Weiterhin zeigen diese Forschungsarbeiten, wie Berührung manche dieser inneren „Arzneien" beeinflussen kann, indem sie einige reduziert und andere erhöht, um die chemische Balance des Körpers positiv zu verändern.

Schon eine kurze Berührung, bspw. von nur drei Minuten, kann eine Beruhigung bewirken, Angst verringern und das Gefühl verstärken, geliebt zu werden. Es hat sich erwiesen, dass positive Berührung den Herzschlag stabilisieren, die Atmung verlangsamen und das Immunsystem stärken kann. Veränderungen wie diese können auftreten, wenn Berührung von Fachleuten angewandt wird, aber wie Untersuchungen gezeigt haben, sind auch normale Menschen – Familienmitglieder oder interessierte Freunde – in der Lage, einen messbaren Unterschied in Richtung Entspannung und weg vom Schmerz zu bewirken.

Wann Berührung beruhigend wirkt

Sie berühren vielleicht jemanden, für den Sie sorgen, aber dies hat nicht notwendigerweise eine therapeutische oder beruhigende Wirkung. Das liegt daran, dass die alltägliche Berührung oft mechanisch abläuft; sie geschieht gedankenlos und ist normalerweise zweckgebunden und kurz.

Unter den folgenden Bedingungen wird Berührung therapeutisch und tröstend:

Sie hat ein Ziel; Sie benutzen Berührung um ihrer selbst willen und wählen bestimmte Techniken. Das Ziel der Berührung, wie sie in diesem Buch geschildert wird, liegt darin, Trost zu spenden und zur Kommunikation aufzufordern, sei sie nun verbal oder non-verbal.

Die einzigartigen Bedürfnisse des Empfängers / der Empfängerin werden berücksichtigt. Wenn man mit gesunden Menschen arbeitet, konzentriert die Massage sich oft auf Bereiche mit schmerzenden Muskeln, Steifheit oder Verkrampfung. Schwache Personengruppen benötigen eine leichtere Vorgehensweise, wie zum Beispiel die Berührung, die man ausführt, wenn man eine Lotion auf die Haut aufträgt. Ältere Menschen lieben die langsamen, beruhigenden und bedächtigen Bewegungen. Einem Menschen mit Demenz kommt meist ein sich wiederholendes, vorhersagbares Streichen zugute.

Sie wird ganz bewusst eingesetzt; Sie sind sich dessen bewusst, wann Sie berühren und wann Sie mit der Berührung aufhören. Wenn Sie Ihre Aufmerksamkeit auf die Empfindungen lenken, die Sie bei der Berührung verspüren – Ist zum Beispiel die Haut der betreffenden Person warm oder kühl? Gibt es Bereiche, die eingeschränkt sind oder schwach? – dann fangen Sie an, „wie eine Empfangende zu geben".

Sie wird aufrechterhalten. Sie halten die Bewusstheit für Ihre Berührung und die Verbindung, die sie herstellt, eine Zeitlang aufrecht, meistens drei bis 30 Minuten. Während eines Teils dieser Zeit ist es vielleicht eine bewegungslose Berührung, die es Ihnen erlaubt, die Interaktion auf der Hautoberfläche zu spüren, oder es ist eine Möglichkeit, die Berührung tief eindringen zu lassen, ohne Druck auszuüben. In einer Studie mit dementen Menschen wurde eine Gruppe der pflegenden Personen in einem Massageablauf unterrichtet (= die experimentelle Gruppe), während der anderen Gruppe gesagt wurde, sie sollte tun, was immer sie für hilfreich halte (= die Kontrollgruppe). Die Kontrollgruppe verwendete Berührung, aber diese war nur von kurzer Dauer, während die experimentelle Gruppe sich darauf konzentrierte, die Berührung 30 Minuten lang andauern zu lassen. Die Pflegepersonen, die die strukturierte Massage ausführten, hatten eine beruhigende Wirkung auf die Empfänger und hielten es für eine sinnvolle Aktivität (Kramer und Smith, 1999). Die bewusst anhaltend angewendete Berührung spielte eine wichtige Rolle für die Bedeutung, die sie sowohl für die pflegenden Personen als auch für die Empfänger hatte.

Mit einem geschulten Ansatz und einiger Übung kann Berührung, die wir ja alle die ganze Zeit benutzen, messbare positive Auswirkungen haben und ein Weg sein, die Pflegeziele zu erweitern.

Körperliche Reaktionen auf Berührung

Die Sehnsucht nach einem Zugang zur Gesundheit, der Körper, Energie und Geist umfasst, mag schon immer zu den Bedürfnissen einiger Menschen gehört haben, aber erst in den frühen 1970er Jahren waren so viele Menschen mit der Suche danach beschäftigt, dass sie zu einer Bewegung wurde, die sich das „ganzheitliche" Heilen nannte. Zusätzlich zur Erkenntnis von den Bedürfnissen der gesamten Person, suchte dieser Ansatz auch nach natürlichen Heilmitteln und einem grundlegenden Verständnis von Wohlbefinden und Krankheit, statt nur die Symptome zu behandeln. Ganzheitliche Methoden finden seitdem immer häufiger Anwendung, sowohl bei Individuen als auch in Institutionen (Eisenberg et al., 1993).

Die Verfahren, die durch das Interesse an ganzheitlichem Heilen populär wurden – wie Massage, Akupunktur, Bildersprache, Gebet und Übungen wie Yoga und Tai Chi – wurden unter dem Sammelbegriff „komplementäre und alternative Medizin" bekannt (CAM: *complementary and alternative medicine*) oder „Integrative Medizin". Als diese Therapien an Popularität gewannen, wurden sie auch in der medizinischen Forschung beachtet und man versuchte, sie entweder zu verifizieren oder ihren Nutzen zu widerlegen.

Berührung wurde nie ernst genommen, bis Forschern auffiel, was mit Menschen geschieht, die nicht berührt werden. Die Auswirkung von Mangel an Berührung in einer kontrollierten menschlichen Population wurde offensichtlich, als in den frühen Jahren des zwanzigsten Jahrhunderts Gesundheitsfachleute ihre Aufmerksamkeit auf Kleinkinder in Anstalten in den USA richteten. Wie 1915 in einem Bericht über Einrichtungen für Kinder in zehn verschiedenen Städten festgestellt wurde, starb in den meisten dieser Einrichtungen jedes Kleinkind unter zwei Jahren. Die Unfähigkeit eines Kindes zu gedeihen oder *Marasmus*, wie es medizinisch bezeichnet wird, war so lange ein Geheimnis, bis Pädagogen herausfanden, dass Kleinkinder, die routinemäßig hochgenommen und liebkost wurden, viel eher überlebten. Aufgrund dieser Ergebnisse führten Krankenhauspädagogen in den späten 1920er Jahren eine Vorschrift ein, die als „Bemuttern" bezeichnet wurde, und die Todesrate fiel dramatisch (Montagu, 1978).

Dadurch angeregt wandte Dr. Tiffany Field die Methode an, Berührung bei frühgeborenen Kindern einzusetzen, und führte in den späten 1980er Jahren eine Studie dazu durch. Zu jener Zeit wurden frühgeborene Kinder isoliert und wegen ihrer Zerbrechlichkeit sehr wenig berührt. Dr. Fields bahnbrechende Forschung mit frühgeborenen Kindern zeigte, dass richtig angewendete Berührung ihnen helfen konnte, an Gewicht zuzunehmen, schneller zu wachsen und früher aus dem Krankenhaus entlassen zu werden, als die Kontrollgruppe, die keine Massage erhielt (Field et al., 1986). 1992 gründete Dr. Field *Touch Research Institutes* (Institut für Berührungsforschung) an der Universität von Miami, das erste Zentrum der Welt, das sich der wissenschaftlichen Erforschung und medizinischen Anwendung von Berührung widmete.

Die Forschung über die Wirkung von Massage ist relativ neu und birgt ihre Schwierigkeiten, denn Massage ist nicht einfach „Medizin", sondern ist ein weiter Begriff, der viele unterschiedliche Praktiken umfasst, von Akupunktur bis hin zur Reflexzonentherapie. In der Forschung wird eine allgemein akzeptierte Definition von Massage verwendet, nämlich „manuelle Manipulation des weichen Gewebes mit dem Ziel, Gesundheit und Wohlbefinden zu fördern" (Moyer, Rounds und Hannum, 2004, S. 4). (In unserem Buch werden die Begriffe „Massage" und „Berührung" beide verwendet, wenn es um die gezielte Art der Berührung geht, wie sie oben beschrieben wird.)

Eine weitere Herausforderung in der Erforschung der Massage ist die Schwierigkeit, eine Person der getesteten Behandlung gegenüber „blind" zu machen. Wenn eine neue Arznei oder eine medizinische Behandlung untersucht werden, dann ist dies eine „Studie" und sie wird üblicherweise mit einer „Kontrollgruppe" verglichen. Wenn Menschen zum Beispiel ein neues Medikament einnehmen, dann können sie mit Menschen verglichen werden, die eine inaktive Substanz (ein Placebo) erhalten haben. Normalerweise wissen Empfänger oder Empfängerin nicht, ob sie das Medikament erhalten oder das Placebo. Bei einer Tablette ist das einfach, bei der Behandlung mit einer Massagetherapie ist das fast unmöglich.

Viele der frühen Untersuchungen über Massage, für die nicht viel Geld zur Verfügung stand, wurden kritisiert, weil sie wissenschaftlich nicht streng genug waren. Normalerweise werten Forschungsarbeiten den Zustand eines Menschen vor und nach der Behandlung aus, wobei Daten wie Herzschlagfrequenz, Blutdruck, subjektive Berichte über Befindlichkeit und Symptome und hormonelle Auswirkungen, die durch Bluttests gemessen werden können, verglichen werden. Diese Art Untersuchungen sind teuer und im Fall der Massage steht am Ende kein lohnendes „Produkt", das Unternehmen zu Investitionen motivieren könnte.

Bei vielen Studien geht es nur um eine kleine Zahl von Personen, was ein weiterer Kritikpunkt an den Arbeiten über Massage ist. Dies ändert sich nun, da das Interesse wächst. Wie in vielen anderen Forschungsbereichen auch gibt es einige widersprüchliche Ergebnisse. Die meisten Studien enden mit der Forderung, größere und / oder strengere Versuchsanordnungen durchzuführen, bevor endgültige Schlüsse gezogen werden könnten.

Trotz der Schwierigkeiten tun Forscher ihr Bestes, um die Wirkung von Massage objektiv zu untersuchen. Es gibt zwar Kontroversen und man ist auf der Suche nach alternativen Methoden für stichhaltige Forschung, aber die Ergebnisse, die sich andeuten, erlauben eine gewisse Zuversicht, dass tröstliche Berührung von Nutzen und sicher sein kann. Wie die häufigsten

Ergebnisse vermuten lassen, gelten folgende Aussagen für Berührung, die therapeutisch angewendet wird:

> Sie reduziert Stress und Angst.

> Sie bietet Trost und Verbundenheit.

> Sie verringert Schmerzen.

> Sie verbessert die Lebensqualität.

> Sie tut dem Gebenden wohl.

▶ Sie reduziert Stress und Angst

Eines der am häufigsten genannten Forschungsergebnisse über Massage ist ihre Fähigkeit, Stressreaktionen im Körper zu reduzieren. Dr. Tiffany Field, Direktorin der *Touch Research Institutes* der *School of Medicine* an der Universität von Miami, hat eine Reihe unterschiedlicher Untersuchungen durchgeführt, die zeigen, dass Massage Kortisol reduzieren kann, ein Hormon, das im Zusammenhang mit Stress auftritt (Field, 2000). Forscher, die nach einer Alternative für Blutproben suchten, erhoben Messungen einer Substanz im Speichel, Chromogranin A (CgA), um zu zeigen, dass Massage Stress reduzieren kann (Osaka et al., 2009).

Eine Analyse von 37 Forschungsarbeiten über Massagetherapie ergab, dass eine Reihe von Behandlungen zur Verminderung von Angst und Depressionen führte, die in ihrem Umfang mit der Verminderung nach einer Psychotherapie vergleichbar war (Moyer, Rounds und Hannum, 2004).

Nach einer anderen Analyse von neun Untersuchungen führte eine Rückenmassage von 3 Minuten zu einer Verringerung von Angst und hatte eine positive Auswirkung auf das Herz-Kreislaufsystem der Teilnehmer und Teilnehmerinnen (Labyak und Metzger, 1997). Wenn die Muskeln sich entspannen, verbessern sich andere Funktionen, wie zum Beispiel das Immunsystem (Mower, 1999) und das Atemvolumen (Wang und Keck, 2004). Bei dementen Menschen kann eine Handmassage von 10-15 Minuten die Entspannung verbessern (Snyder, Egan und Burns, 1995). Selbst eine kurze Zeit der Entspannung kann von großer Bedeutung sein, da Stress das Immunsystem beeinträchtigt und das Schmerzempfinden negativ beeinflusst (Osaka et al., 2009).

Im alltäglichen Leben eines Pflegeheimes kann also eine kurze Massageintervention ein mögliches Hilfsmittel sein, um Bewohner zu beruhigen, wenn sie verwirrt sind oder sich während der üblichen Pflegeaktivitäten aufregen.

▸ *Sie bietet Trost und Verbundenheit*

In einigen Untersuchungen zeigte es sich, dass Berührung zwar den Level eines Stresshormons *verringern* kann, den Level eines anderen Hormons aber *erhöht* – Oxytocin, ein Neuropeptid, das mit Gefühlen von Verbundenheit und Vertrauen in Zusammenhang gebracht wird (Rapaport, Schettler und Bresee, 2010). Die meisten Menschen, die krank oder alt sind, haben ein größeres Bedürfnis nach Verbundenheit. Wenn Menschen altern und erleben, wie Seh- und Hörvermögen schwinden, reduziert sich auch ihre Fähigkeit, aus Worten und Mimik Bedeutung zu entnehmen, wodurch sie sich in größerem Maße auf Kommunikation durch Berührung verlassen. Unglücklicherweise gehören gerade die Älteren, die Berührung am dringendsten brauchen, zu denjenigen, denen sie in unserer Gesellschaft am ehesten fehlt (Barnett, 1972).

Ältere Menschen reagieren sensibel auf die Qualität der Berührung und was sie ihnen anzeigt. Als Bewohner eines Pflegeheimes sich ein Video ansahen, in dem Pflegerinnen ihren Patienten zuhörten, hielten sie diejenigen Pfleger, die den Arm eines Patienten berührten, während sie ihm zuhörten, für liebevoller und fürsorglicher (Moore und Gilbert, 1995). Wenn Berührung bei alten Menschen, einschließlich derer, die verwirrt sind, eingesetzt wird, nehmen die Interaktionen zu, wie z. B. verbale oder nonverbale Antworten, Augenkontakt und angemessenere Reaktionen auf Aufforderungen (Vortherms, 1991).

▸ Sie verringert Schmerzen

Weitere „innere Arzneimittel", die durch Berührung angeregt zu werden scheinen, sind die Endorphine, die natürlichen Schmerzmittel des Körpers (Kaada und Torsteinbø, 1989). Diese Wirkung – zusammen mit anderen oben erwähnten positiven Effekten wie Stressreduzierung, geringere Angst und Depression – hilft, die Schmerzwahrnehmung zu verringern.

In einer Studie setzte man eine zwanzigminütige Fuß- und Handmassage bei Patienten nach einer Operation ein, bei denen die Schmerzbehandlung durch Medikamente nicht ausreichte. Nach der Massageintervention stellten die Forscher eine deutliche Verringerung sowohl der Intensität des Schmerzes als auch des Leidens fest. Dazu gehörte sowohl eine signifikante Herabsetzung der Herzschlagrate als auch der Atemfrequenz. Die Autoren schlossen daraus, dass Fuß- und Handmassage eine nützliche, nicht-invasive Ergänzung bei Patienten und Patientinnen sein kann, deren Schmerzen durch Medikamente nicht angemessen kontrolliert werden können, und dass die Technik den Familienmitgliedern, Pflegern und anderen Mitarbeitern leicht beigebracht werden kann (Wang und Keck, 2004).

Diese Ergebnisse zur möglichen Linderung von Schmerzen durch Massage haben zu ihrem Einsatz in der palliativen Pflege geführt. Wie eine Überprüfung von zehn Studien ergab, in denen es darum ging, ob Massage Nebenwirkungen der konventionellen Krebsbehandlung abmildern kann, lassen diese zwar solch einen positiven Effekt auf körperliche Symptome, wie Schmerz und Übelkeit vermuten, dennoch hielten die Autoren die Forschungsarbeiten für nicht aussagekräftig genug, um eindeutige Schlüsse zu ziehen (Wilkinson, Barnes und Storey, 2008).

In einer Studie, die die Schwedische Massage mit der einfachen Berührung bei Menschen mit fortgeschrittener Krebserkrankung verglich, verringerten offensichtlich beide Interventionen die Intensität des Schmerzes und verbesserten über einen längeren Zeitraum hinweg die Lebensqualität, obwohl insgesamt nicht mehr Schmerzmittel eingesetzt wurden. Wie die Forscher berichteten, wurde eine Reihe von Patienten befragt und es wurde deutlich, welch eine Wohltat diese Massage war, mit Zeit zum Innehalten und Nachdenken und einem Gefühl der Verbundenheit (Kutner et al., 2008).

▸ Sie verbessert die Lebensqualität

Es ist mitunter schwer, Lebensqualität zu definieren. Die Psychotherapeutin eines städtischen Pflegeheimes umschrieb sie mit den Worten: „Was immer jemanden dazu bringt, sich lebendig zu fühlen." Obwohl Lebensqualität viele subtile Elemente beinhalten kann, ist einer der wichtigen Aspekte ganz sicher die Berührung.

Selbst ohne spezielle Massagebewegungen kann Berührung, die bewusst eingesetzt wird, helfen, die Lebensqualität zu erhöhen, indem sie ein Gefühl von Sicherheit und Zugehörigkeit vermittelt. Bewohner und Bewohnerinnen von Pflegeheimen, die häufig berührt wurden, wenn sie Medikamente erhielten, hatten ein positiveres Selbstwertgefühl als solche, die nicht berührt wurden (Copstead 1980, zitiert bei Moore und Gilbert, 1995). Als sie gefragt wurden, wie sie Berührung durch Pflegepersonen empfanden, meinten ältere Patienten und Patientinnen, sie sollte aus therapeutischen Zwecken in Phasen von Schmerzen, Einsamkeit und Depression eingesetzt werden (Day 1973, zitiert bei Clement, 1987).

▸ Sie tut dem Gebenden wohl

Aufgrund der gemeinsam geteilten körperlichen und energetischen Manipulationen kann es sowohl für die gebende als auch für die empfangende Person zu wohltuenden Veränderungen kommen. Untersuchungen haben gezeigt, wie angenehm es für die Pflegepersonen selbst ist, wenn sie jemanden massieren. Ältere ehrenamtliche Mitarbeiterinnen, die Massage bei Kleinkindern anwandten, wiesen eine deutlich geringere Menge an Stresshormonen auf und empfanden weniger Ängste. Sie berichteten auch, wie im Verlauf von drei Wochen Depressionen abnahmen und ihr Lebensstil sich positiv veränderte (Field, 2000).

Da die Menschen sich immer mehr um ihre eigene Gesundheit oder um die Fürsorge für Angehörige kümmern, gewinnen wissenschaftliche Untersuchungen für alle an Bedeutung, da sie für Praktiken, die sicher und effektiv sind eine Anleitung geben. Patienten und pflegende Personen brauchen eine seriöse Ausbildung und dazu Informationen von Fachleuten, die ihre Einsichten und Erfahrungen an sie weitergeben können, während sie Teil eines integrativen Pflegeteams werden.

Menschen, die an ganzheitlicher Gesundheit interessiert sind, machen manchmal den Fehler zu glauben, wenn eine Substanz oder Therapie „natürlich" ist, müsse sie auch vollkommen sicher sein, oder sie nehmen Werbesprüche allzu wörtlich. Komplementäre und alternative Medizin sollte jedoch nicht anstelle von konventionellen Arzneien oder ohne den Rat von Fachleuten als Selbstmedikation eingesetzt werden, denn die positiven Wirkungen, die möglichen Nebenwirkungen und Interaktionen mit anderen Therapien und Behandlungen sind vielleicht nicht bekannt. Dazu zählen auch die Empfehlungen in diesem Buch, die im Einzelfall nicht als medizinischer Rat gedacht sind oder ärztlichen Rat ersetzen sollen. (Zu Warnungen und Kontraindikationen siehe Kapitel 6, „Bevor Sie beginnen".)

Einbeziehung von Selbsterkenntnis

Obwohl Forschung wichtig ist, kann sie uns nie alle Antworten geben. Sie kann noch nicht erklären, wie und warum bei Berührung körperliche Veränderungen stattfinden. Weiterhin werden die Auswirkungen von Energie und Bewusstsein immer bis zu einem gewissen Grad einzigartig und unerklärbar sein und über das Reich der Vernunft hinausgehen. Einige der Antworten, die wir brauchen, um unseren Weg durch das Labyrinth der Möglichkeiten in der Gesundheitsfürsorge zu finden, müssen sich daraus ergeben, wie gut wir unseren Körper und unsere Seele kennen, und wie weit wir diesem Wissen vertrauen.

Berührung teilen

Seien Sie offen

Als Jean ihrer Mutter, die an schwerer Demenz litt, zum ersten Mal anbieten wollte, mit Berührung zu arbeiten, wusste sie nicht, was sie erwartete. Da ihre Mutter schwach und bettlägerig war, war sie sich darüber im Klaren, dass sie sanft und langsam beginnen würde, aber darüber hinaus hatte sie keine festen Vorstellungen. Sie wurde von einer Massagetherapeutin begleitet, um sie in ihren Interaktionen zu unterstützen. Beiden stand eine Überraschung bevor, die sie nun gemeinsam erlebten.

Sie betraten beide den Raum, in dem Jeans Mutter, Frau N., in ihrem Bett lag und die Kante einer blauen Acryldecke fest umklammerte. Jean begrüßte ihre Mutter und fragte sie, ob ihr eine leichte Berührung gefallen würde. Obwohl Frau N. keine deutlichen Worte hervorbrachte, umklammerte sie, als sie die fremde Therapeutin im Raum wahrnahm, ihre Decke noch fester und schien ganz in ihrem Bett zu verschwinden – eine Antwort, die Jean mit „Nein" deutete. Also setzte sie sich hin und sprach ruhig mit ihrer Mutter.

Nach einer Weile fragte sie noch einmal, und dieses Mal schien Frau N. damit einverstanden zu sein und nickte leicht mit dem Kopf, obwohl sie immer noch keine deutlichen Worte äußerte. Ihre Tochter erklärte ihr, sie würde ihre Arme und Hände berühren, und versicherte ihr, nichts von dem, was sie machen würde, würde ihr wehtun. Da nur die Oberseite von Frau N.s Händen erreichbar war, begann Jean damit, über ihren Handrücken vom Gelenk bis zu den Fingerknöcheln zu streichen.

Ihre Mutter beobachtete sie mit sanften, warmen Augen. Nach einigen Streichungen ließ Frau N. ihre Decke los und erlaubte Jean so, über ihre ganzen Finger zu streichen. In diesem Augenblick ergriff sie die Finger ihrer Tochter und sagte: „Ich bin traurig." Die Massagetherapeutin erklärte Jean, dass solch ein Ausdruck von zurückgedrängten Gefühlen während einer Massage häufig sei, und schlug vor, Jean solle ihrer Mutter versichern, es sei in Ordnung, wenn sie traurig sei.

Als Jean anfing, den Meridian-Körperpunkt am Daumen zu halten, erwähnte die Massagetherapeutin, der Daumen würde oft als der „klügste Finger" bezeichnet, da er so viele Muskeln habe. Darüber musste Frau N. lachen. Überrascht über diesen Wechsel der Gefühle antwortete die Massagetherapeutin: „Ich glaube, Ihr Daumen ist auch Ihr lustiger Finger." Und wieder lachte Frau N. mit einem schelmischen Glänzen in ihren Augen. Gegen Ende der 30-minütigen Sitzung sagte Frau N.: „Mir ist nach Singen zumute." Und sie sang ein kleines Lied.

Da Jean ohne jegliche Erwartung begonnen hatte, war sie offen dafür gewesen, auf den Augenblick zu reagieren. Obwohl ihre Streichungen also langsam und sanft gewesen waren, fühlte Jean sich herausgefordert, mit ihrer Mutter mitzuhalten, als deren Verhalten rasch von Rückzug in Genießen und so etwas wie Freude umschlug. Jean und die Massagetherapeutin wurden durch eine Lektion belohnt, die ein wertvoller Hinweis für zukünftige Sitzungen war: Stelle keine Vermutungen an.

> Die innere Praxis

Wärmen Sie Ihre Hände an

Bei der inneren Praxis geht es darum, die Energie zu lenken. Körperliche Übungen haben auch eine innere Komponente, wenn Sie sie aufmerksam ausführen – in diesem Fall konzentrieren Sie Ihre Gedanken auf die Gefühle und Empfindungen in ihren Armen und Händen, während Sie die Bewegungen ausführen. Das Ziel besteht darin, den Fluss von Energie und Blut in die Hände zu verstärken, damit sie sich warm anfühlen.

Hände reiben

Legen Sie die Handflächen aneinander und reiben Sie die Hände kräftig gegeneinander, bis sie sich warm anfühlen. Sie müssen die Hände gründlich waschen, bevor Sie jemanden massieren, eine weitere Möglichkeit, die Hände zu wärmen, besteht also darin, warmes fließendes Wasser für das Händewaschen zu benutzen. (Details zum Händewaschen siehe Kapitel 8 „Der Ablauf einer Handmassage".) Sie können auch die Hände in schneller Abfolge öffnen und schließen, indem Sie eine Faust machen und dann die Finger wieder ausstrecken, um ihnen auf diese Weise Energie zuzuführen.

Armeschwingen

Diese Übung trägt dazu bei, Ihr rhythmisches Zentrum zu regulieren – die Lunge und das Herz. Sie ist über Jahrhunderte hinweg von Lehrern des Taoismus eingesetzt worden, einer Philosophie, die einen großen Einfluss auf die klassische chinesische Medizin hatte. Diese sagen: Führe die Übung 100 Mal am Tag durch, und du wirst ein langes Leben haben; führe sie 1.000 Mal am Tag durch und du wirst unsterblich!

1. Stellen Sie Ihre Füße schulterweit auseinander und lassen Sie die Arme locker seitlich herabhängen.

2. Ihre Handflächen zeigen nach hinten, die Finger sind entspannt und eng beieinander.

3. Fühlen Sie, wie Ihre Füße fest auf der Erde stehen; Ihr Kopf ist leicht himmelwärts gerichtet. Dies sollte in Ihrer Brust ein Gefühl der Weite erzeugen.

4. Richten Sie die Augen auf einen etwa drei Meter entfernten Punkt.

5. Bewegen Sie zunächst Ihre Arme nach hinten, und lassen Sie sie dann locker nach vorn schwingen, nicht höher als in Schulterhöhe.

6. Lassen Sie Ihre Arme wieder nach hinten und nach vorn schwingen und stellen Sie einen weichen, kontinuierlichen, schwingenden Rhythmus nach hinten und nach vorn her.

Bilder hinzufügen

Beginnen Sie in einer stehenden Position; die Füße schulterweit auseinander, mit den Händen an der Seite, den Handflächen an den Oberschenkeln.

1. Strecken Sie die Arme hoch und zur Seite, bis etwa auf Schulterhöhe (oder wo immer es sich für Sie angenehm anfühlt), mit den Handflächen nach unten. Während Sie Ihre Hände langsam zurück an Ihre Seite sinken lassen, stellen Sie sich vor, Ihre Hände bewegten sich durch warmes Wasser. Führen Sie sie an ihre Seite. Atmen Sie aus.

2. Nehmen Sie Ihre Arme wieder hoch. Und stellen Sie sich dieses Mal vor, wenn Sie sie nach unten sinken lassen, Sie bewegten sie durch Honig. Führen Sie sie an Ihre Seite und atmen Sie aus.

3. Nehmen Sie Ihre Arme wieder nach oben. Und während Sie sie dieses Mal nach unten sinken lassen, stellen Sie sich vor, Ihre Fingerspitzen seien Malkreiden und hinterließen eine Farbspur im Raum um Sie herum. Lassen Sie Ihre Hände wieder an Ihrer Seite herabsinken. Atmen Sie aus.

(Diese Übung erscheint hier mit Genehmigung von Catherine Shainberg, Direktorin der *School of Images*.)

Kapitel 3: Der Körper als Teilchen und Wellen

Unser Strahlen als menschliche Wesen entstammt den physischen und energetischen Bereichen unseres Körpers. Wenn wir den Körper sowohl als Materie als auch als Energie spüren – als Teilchen *und* Wellen – können wir erahnen, warum ein Mensch nicht nur durch die offensichtlichen Interaktionen beeinflusst werden kann, sondern auch durch subtilere Einflüsse wie Berührung, Klang, Licht und sogar Gedanken. Diese Sichtweise ist wichtig, wenn wir unsere Rolle in der integrativen Gesundheitsfürsorge richtig verstehen und annehmen wollen, denn es sind diese persönlichen Energien, die in der üblichen medizinischen Versorgung oft vergessen oder unterschätzt werden.

Wir sind viele Energien

Wir akzeptieren bereitwillig, dass wir aus verschiedenen Arten von Materie bestehen – Haut, Flüssigkeiten, Gewebe, Organe, Drüsen, Knochen, Blut. Wir verkörpern aber auch verschiedene Arten von Energie: Wir können Töne ausstoßen, die leise oder laut sind, Bewegungen unserer Muskeln verursachen, eine Körpertemperatur von ungefähr 37° Celsius aufrechterhalten. Diese Energien sind hörbar und fühlbar.

Andere Energien in uns sind still und unsichtbar. Die elektrische Ladung unseres Herzschlages zum Beispiel gibt eine elektromagnetische Frequenz ab, die durch alle Zellen strömt. Sie ist vielleicht unsichtbar, aber sie kann mit Hilfe eines Elektrokardiogramms gemessen werden, was in der Medizin ein übliches Verfahren ist.

Dann gibt es auch Energie, die unablässig Informationen innerhalb des Körpers trägt und übermittelt. Die Kommunikation, die zwischen den Zellen stattfindet, besteht aus schnellen und feinen Interaktionen. „In der Vergangenheit glaubten wir, die Worte der ‚Sprache des Lebens' bestünden aus Nervenimpulsen und Molekülen", sagt der Forscher James Oschman in seinem Buch *Energy Medicine: The Scientific Basis*, „wir sehen hier jetzt aber eine tiefere Kommunikationsebene, die diesen vertrauten Prozessen zugrunde liegt. Unterhalb der relativ langsam ablaufenden Handlungspotentiale und Billiardkugel-Interaktionen der Moleküle liegt ein viel schnelleres und subtileres Reich von Interaktionen. Diese Dimension ist ihrem Wesen nach subatomisch, energetisch, elektromagnetisch und wellenförmig" (Oschman, 2000, S. 251). Seine Idee, die elektromagnetische Kommunikation sei die primäre, spiegelt die Sichtweise der chinesischen Medizin wider, das Energiesystem sei der Bauplan für Entwicklung, Wachstum und Heilen; nicht der Körper besitzt die Energie, sondern die Energie schafft den Körper.

Stellen Sie es sich folgendermaßen vor: Betrachten Sie einen Samen. Wenn Sie einen Samen mit der richtigen Umgebung versorgen, wird etwas aus ihm wachsen. Aber was enthält der Samen in seinem Inneren? Eine Miniaturpflanze? Nein. Dort ist der genetische Code gespeichert, eine energetische Formel mit dem Potential, mit Hilfe der richtigen Einflüsse eine Pflanze zu werden.

Etwas Ähnliches geschieht mit den Menschen. Da ist kein Miniaturbaby in der Eizelle oder dem Samen. Wenn Samen und Eizelle verschmelzen, werden sie eins und beginnen sofort sich zu teilen. Sie beginnen einen Prozess, der sich *Mitose* nennt, in dem zwei Zellen sich in all die unterschiedlichen Systeme differenzieren, die ein Lebewesen ausmachen. Wenn wir mit dem Blick durch ein Mikroskop Zeuge dieses Prozesses werden, sehen wir nur sehr viel Bewegung (Energie). Wissenschaftler beschreiben diesen Prozess der Zellteilung und -differenzierung als das größte Mysterium der Biologie. Man kann sich sehr leicht im Internet den Zugang zu Videoclips über diesen Vorgang verschaffen; schalten Sie den Ton ab und beobachten Sie einfach, was geschieht.

Vielleicht werden nicht alle Energien innerhalb des Körpers wissenschaftlich gut verstanden, aber unser Körper weiß genau, was er mit ihnen anfangen und wie er sie benutzen muss. All die Vorgänge von Wachstum, Entwicklung und Ausbesserung werden von unserer fundamentalen Energie dirigiert und geschehen ohne unsere bewusste Wahrnehmung. Jeder, der schon einmal beobachtet hat, wie eine Schnittwunde heilt, ist Zeuge des energetischen Programms bei seiner Arbeit geworden. Glücklicherweise müssen wir nicht bewusst über das Heilen, über das Verdauen unserer Nahrung oder das Aufrechterhalten unserer Körpertemperatur nachdenken. Wodurch werden also diese Aktivitäten gesteuert?

Der Weg der Energie durch den Körper

Alle Hauptfunktionen des Körpers – wie Atmung, Kreislauf, Verdauung – haben ihr eigenes Kommunikationssystem und in Hinblick auf die Energie gibt es dort keinen Unterschied. Der Energie-Bauplan ist für alle Menschen gleich, und die meisten traditionellen Kulturen erkennen dies in gewisser Weise an. Akupunktur, die auf dem Energiesystem basiert wie es in der chinesischen Medizin beschrieben wird, stellt ein umfassendes Modell dar, das jetzt überall auf der Welt verwendet wird.

Die klassische chinesische Medizin, die seit Tausenden von Jahren ohne Unterbrechung eingesetzt wird, beschreibt bis zu 74 Pfade (auch Meridiane genannt), durch die Energie fließt. Das chinesische Wort *Qi* (ausgesprochen „tschi") wird normalerweise mit „Energie" übersetzt, obwohl das Schriftzeichen, das für *Qi* im Chinesischen verwendet wird, zeigt, dass es mehr bedeutet. Es wird gezeichnet als Reiskorn und als der Dampf, der den Reis kocht; mit anderen Worten ist es sowohl Materie als auch Energie.

Wie beim Rhythmus des Herzschlages, so meint man auch bei *Qi*, es sei in jeder Zelle des Körpers, fließe die Pfade auf und ab, überwache Bedürfnisse und dirigiere Veränderungen. In der therapeutischen Praxis der chinesischen Medizin geht es immer darum, *Qi* zu bewegen, es entweder zu verlangsamen, wenn es hyperaktiv ist, oder es anzuregen, wenn es träge ist oder feststeckt. Manipulieren von Punkten – ob mit Nadel, Fingern oder durch Anwendung von Hitze – vervollständigt dies. Die tröstende Berührung, die in diesem Buch beschrieben wird, bezieht die Meridianpunkte mit ein, die traditionellerweise benutzt werden, um Schmerzen zu lindern und Energie in die obere Körperregion zu leiten.

Konzepte der Energie stellen eine grundlegende Herausforderung für die westliche Wissenschaft dar. Die Erforschung von Substanzen ist leicht und befasst sich mit Messungen; die Erforschung von Energie, wie sie von Akupunkteuren beschrieben wird, benutzt Messweisen, wie sie in der westlichen Wissenschaft nicht verwendet werden, und stellt sie somit in Frage. Obwohl Energietherapien an Popularität gewinnen und einige, wie die Akupunktur, an vielen akademischen Zentren untersucht werden, ist ihre Wirksamkeit noch nicht von der Mehrheit der Mediziner anerkannt. Es gibt keine allgemein akzeptierte Definition des Begriffs „Energie". Wie dieses System funktioniert, ist selbst für die Chinesen noch eine Art Geheimnis, obwohl es sie nicht davon abgehalten hat, diese Idee seit über 2500 Jahren praktisch anzuwenden.

Beweise für den Nutzen der Energie

Obwohl die Zahl der wissenschaftlichen Arbeiten über Massage schnell wächst, wird über den Einsatz der Meridianpunkte weniger häufig geforscht. Untersuchungen, bei denen es um den Einsatz solcher Punkte geht, befassen sich meistens mit *Akupressur* (Verwendung von Druck auf die Akupunkturpunkte) oder mit *Shiatsu*, einer japanischen Form von Körperarbeit, die auf dem Meridiansystem aufbaut. Massage oder Berührung an den Meridianpunkten ist für Forscher und Forscherinnen interessant, besonders für diejenigen, die mit Akupunktur vertraut sind. Zu den Vorteilen der Akupressur zählen:

> Geringere Agitiertheit bei Menschen mit Demenz (Yang et al., 2007)

> Besserer Schlaf bei Heimbewohnern und -bewohnerinnen (Chen et al., 1999)

- Weniger Nackenschmerzen (Matsubara et al., 2011)

- Weniger Schmerzen im unteren Rückenbereich (Hsieh et al., 2006)

- Positive Veränderungen bei Verhaltensweisen, die mit dem Gesundheitszustand zusammenhängen (Long, 2008)

Wissenschaftler weisen auf einige Vorteile der Akupressur hin: Sie kann häufiger eingesetzt werden als Akupunktur, sie ist wirtschaftlicher und Patienten und Pflegepersonen können sie erlernen.

Menschen, die lernen möchten, wie man Akupressur einsetzt, möchten häufig wissen, wie „stark" man auf einen Punkt drücken soll und wie lange. Eine der wenigen Untersuchungen, die sich mit dieser Frage beschäftigen, befasste sich mit Menschen, die nach einer Krebsbehandlung unter Erschöpfung litten. Die Arbeit verglich eine Gruppe, die Punkte verwendete, die für „stimulierend" gehalten wurden, mit einer anderen Gruppe, die Punkte verwendete, die für „entspannend" gehalten wurden. Die Teilnehmer wendeten die Akupressur bei sich selbst an und wurden aufgefordert, ausreichend Druck auszuüben bis sie das „De Qi" Gefühl erlebten (das beschrieben wurde als Schmerz, Empfindlichkeit, Kribbeln oder möglicherweise gar keine Empfindung). Sie sollten drei Minuten auf jedem Punkt verweilen. Die Ergebnisse zeigten Folgendes:

- Die Erschöpfung wurde in beiden Gruppen weniger – ungefähr um 45 bis zu 75 Prozent. Nach den Ergebnissen der Wissenschaftler nahm die Erschöpfung weiter deutlich ab, je häufiger Akupressur angewendet wurde.

- Es waren mindestens vier Behandlungswochen notwendig, um signifikante Wirkungen zu erzielen, und sieben Wochen, um einen maximalen Effekt zu erreichen.

- Für den maximalen Effekt auf die Erschöpfung mussten Teilnehmer mindestens 21 bis 49 Akupressur-Behandlungen sieben Wochen lang durchführen (etwa dreimal in der Woche einmal pro Tag).

Überraschenderweise gab es in der Gruppe, die mit den „entspannenden" Punkten arbeitete, einen größeren Rückgang der Erschöpfung als in der Gruppe, die mit den stimulierenden Punkten arbeitete (Zick et al., 2011).

Ein Energiefluss

Es gibt einige Hinweise, die vermuten lassen, dass die Energien, die im Körper und Geist entstehen, nicht bei der Hautoberfläche haltmachen, sondern sich in den Raum um den Körper herum ausbreiten. Es gibt viele Apparate, die Klang, Wärme und vom Körper ausströmende elektromagnetische Wellen messen können. Wissenschaftler am *Institute of HeartMath* in Kalifornien haben eine Verfahrenstechnik entwickelt, die auf die Veränderungen der Herzfrequenz achtet, um zu sehen, was mit einigen dieser Wellen passiert, wenn Menschen miteinander umgehen.

Die Forscher von *HeartMath* untersuchen das elektromagnetische Feld, das durch das Herz erzeugt wird; eine Wirkung, die nach ihren Aussagen bis zu etwa 3 Meter vom Körper entfernt gemessen werden kann (Childre und Martin, 2000). Nach ihren Ergebnissen kann der Rhythmus des Herzens (und des Gehirns) eines Menschen eine unmittelbare Auswirkung auf eine Person in ihrer Nähe haben. Das Signal wird nicht nur übertragen, wenn die Betreffenden sich berühren, sondern auch wenn sie sich nur in der Nähe des anderen aufhalten. Das führte sie zu der Schlussfolgerung, Energie werde, zumindest in bestimmtem Maße, durch Strahlungswirkung weitervermittelt (McCraty et al., 1998).

Die Forscher von *HeartMath* stellen eine starke interaktive Wirkung zwischen dem Herzen und dem Gehirn fest. Sie sagen, bei positiven geistigen Zuständen wie Liebe oder Anerkennung wird das Muster der Herzfrequenz harmonischer. Hierdurch kann eine Kaskade positiver hormoneller Veränderungen im ganzen Körper ausgelöst werden, ein Zustand, den sie als „Kohärenz" bezeichnen. Dies ist eine Wirkung, die geteilt werden kann. Wenn zum Beispiel ein Baby schreit, fallen die Wellen, die von seinem Herzen ausgehen (der Rhythmus der Herzfrequenz-Variabilität) in ein Verzweiflungsmuster und die Frequenzen werden unregelmäßig und gestört. Wenn das Baby jedoch zu dem kohärenten Muster der Mutter gebracht wird, synchronisieren sich die Herzfrequenzen mit denen der Mutter und kehren zu einem harmonischeren Zustand zurück.

Viele Menschen kennen diese Art der Kommunikation, die sie intuitiv als „harmonisch" bezeichnen. Diese gemeinsam empfundene Wirkung der strahlenden Energie wird oft bei Sitzungen mit tröstender Berührung beobachtet. Massagetherapeuten, die in der Gesundheitsfürsorge arbeiten, berichten, dass sie manchmal, wenn sie in einen Raum kommen, einen verzweifelten pflegenden Angehörigen vorfinden, der sich nervös um den kranken Verwandten kümmert, und die Verzweiflung im Zimmer ist mit den Händen greifbar. Oft kann die Massagetherapeutin dann der pflegenden Person tröstende Berührung anbieten. Wenn die Pflegeperson dazu bereit ist und ihre Angst fallen lässt, kann sich die Atmosphäre im ganzen Raum verändern, da die Angst zumindest für eine gewisse Zeit durch ein Gefühl des Friedens ersetzt wird.

Wenn Sie Techniken einsetzen, um den Körper zu manipulieren oder den Energiefluss zu lenken, ist das Allerwichtigste nicht das, *was* Sie machen sondern *wie* Sie es machen. Hier liegt die Qualität oder der Geist, den Sie in ihr gemeinsames Erleben einbringen. Um hierauf zurückgreifen zu können, müssen Sie einen Prozess der Selbstentdeckung durchlaufen, der Berührung zu einem einzigartigen und interessanten Austausch macht, wann immer Sie sie einsetzen.

> Berührung teilen

Sie können ohne Worte Trost spenden

Louis kam regelmäßig in das Pflegeheim, um seine an Demenz erkrankte Mutter zu besuchen. Sie nahm seine Gegenwart kaum wahr, war oft zornig und konnte nicht stillsitzen; sie wanderte ständig in den Fluren auf und ab. Sie aß gern Obst, darum brachte Louis ihr jedes Mal, wenn er sie besuchte, etwas mit. Sie setzte sich dann hin, aß es schnell auf und fing dann wieder an herumzuwandern. Das war alles, woraus ihre Beziehung bestand.

Louis lernte in einem Kurs für pflegende Angehörige den Einsatz von tröstender Berührung und ging dann auf die Station, um das Gelernte bei seiner Mutter auszuprobieren. Er gestand der Massagetherapeutin, die ihn begleitete, dass er nicht wusste, ob er das schaffen würde, denn er war es nicht gewohnt, seine Mutter zu berühren, und sie schien ihn nicht mehr zu erkennen. Dennoch ließ er sich ermutigen und stimmte zu, es einmal auszuprobieren.

Bei der ersten Sitzung gelang es Louis, als seine Mutter sich hinsetzte, um ihr Obst zu essen, eine ganz kleine Geste auszuführen, bevor sie wieder aufstand und herumwanderte. Aber im Laufe der nächsten paar Wochen konnte er bei seiner Mutter allmählich immer weiter diese tröstenden Berührungsabfolgen durchführen. An Tagen, an denen sie aufgeregt war, stand sie vielleicht auf und ging fort, aber dann kam sie zurück, um sich zu ihm zu setzen. Schließlich saß sie während der ganzen 30-minütigen Abfolge bei ihm. Zu diesem Zeitpunkt fing sie sogar selbst an, als Erwiderung auf die Berührung die Hand ihres Sohnes zu streicheln.

Dieses Erlebnis war sehr befriedigend für beide, aber es war nicht das Ende der Geschichte. Als seine Mutter später krank wurde und in die Notaufnahme kam, begleitete Louis sie. Er berichtete, er habe die ganze Zeit, während sie im Sterben lag, ihre Hand gehalten. Und aufgrund der Erfahrung, die sie beide in der Zeit davor geteilt hatten, habe er durch diese

Berührung eine starke Verbindung zu seiner Mutter gespürt. Dies ist eine Erinnerung, die er für den Rest seines Lebens wertschätzen kann.

Die innere Praxis

Sich erden

Die „Bergstellung" ist eine Möglichkeit sich zu zentrieren und Energie aus der Umgebung zu absorbieren, wenn Sie sich ganz erschöpft fühlen. Beginnen Sie im Stehen.

1. *Stellen Sie Ihre Füße schulterweit auseinander.* Stellen Sie sich vor, Ihre Beine bilden mit der Erde als Basis ein Dreieck. Entspannen Sie die Knie, bis es sich anfühlt, als ob Ihr Gewicht in die Erde sinkt. Ihr Kinn sollte parallel mit dem Boden sein. Schließen Sie die Augen, wenn Sie sich damit wohlfühlen; Sie können sie auch offen lassen.

2. *Fühlen Sie die Punkte an Ihren Füßen, die mit der Erde in Verbindung stehen.* Halten Sie die Arme entspannt an Ihrer Seite, oder legen Sie Ihre Hände, die eine über die andere, genau unterhalb Ihres Nabels auf Ihren Bauch.

3. *Atmen Sie langsam und bewusst aus.* Erkennen und fühlen Sie, wie Sie jede unnötige Anspannung und Verspannung lösen, während Sie ausatmen.

4. *Atmen Sie langsam und bewusst ein.* Stellen Sie sich den blauen Himmel und die Sonne über sich vor. Ihr Kopf ist leicht nach oben geneigt, zum offenen Himmel hin. Was geschieht in Ihrem Körper? Wo ist Ihr Zentrum der Schwerkraft?

5. *Erkennen und fühlen Sie, dass Sie zwischen Himmel und Erde stehen. Stellen Sie sich vor, Sie können Qi aus der Erde durch die Fußsohlen absorbieren.*

6. *Achten Sie auf Ihren Atem, während Sie eine Weile lang in der Bergstellung verharren. Öffnen Sie die Augen. Achten Sie darauf, was Sie in Ihrem Körper fühlen.*

Kapitel 4: Ein spürbarer Geist

Sie bringen Geist in alles mit ein, was Sie tun. Auf dem Kontinuum von Körper – Energie – Geist betrifft Geist das innere Leben. Das umfasst bewusste und unbewusste Inhalte, Wahrnehmungen, Tagträume, nächtliche Träume, Erinnerungen, Gefühle, Visionen, Hoffnungen oder Ängste. Alternative Begriffe wären „Bewusstsein" oder „Bewusstheit". Geist ist ein weiterer belebender Faktor – neben den körperlichen und energetischen Aspekten – der durch Ihren Körper, Ihren Tag und Ihr Leben strömt. Er fließt auch aus Ihnen heraus in die Welt, beeinflusst Ihre Gesundheit, Ihre Beziehungen, Ihre Arbeit und Ihr Gemeinschaftsgefühl. Ihr Geist bestimmt nicht nur, was Sie tun, sondern auch *wie* Sie es tun.

Wenn Sie Berührung einsetzen, können Sie die inneren und äußeren Bereiche des Lebens miteinander verbinden, indem Sie Ihre Bewusstheit mit dem Fokus auf den körperlichen und energetischen Kontakt zusammenführen. Hierdurch wird eine weitere Ebene von Bedeutung und Gewinn geschaffen, die in beide Richtungen wirkt. Ihre Aufmerksamkeit ist sehr wichtig, da der Einsatz von Berührung wie ein Gespräch ist; wenn Sie ganz bewusst anwesend sind, wird das Geben und Nehmen interessanter und gewinnt an Bedeutung.

Die Qualität der Berührung

Die Qualität Ihrer Berührung wird in vielerlei Hinsicht deren Bedeutung bestimmen. Wie bei jeder Form der Kunst gibt es Elemente, die Sie benutzen können, um Ihre Botschaft klarer zu vermitteln. Wenn Sie Kommunikation und Trost bieten möchten, bedenken Sie die folgenden Aspekte von Berührung, um Ihrem Ziel näherzukommen:

Ort ❯ Wenn Sie die Hand wählen, begrenzen Sie damit Ihre Aufmerksamkeit auf einen Bereich, der im Allgemeinen bei den Empfängern und Empfängerinnen für annehmbar gehalten wird. Berührung sollte immer den Empfänger im Mittelpunkt haben und ihm erlauben, die Kontrolle darüber zu haben, wo und wie er berührt wird. Wählt man die Hand, wird dadurch die Kommunikation betont, da bei ihr die Hand eine große Rolle spielt.

Dauer ❱ Wenn Sie auf einer Fläche verweilen, bewegen Sie sich von der zufälligen Berührung zur strukturierten Berührung, wodurch Ihre Verbindung verstärkt wird.

Tempo ❱ Ihre Handlungen werden sanft und langsam sein und sich wiederholen; all das wird zusammenwirken und ein Gefühl von Vertrauen vermitteln und Entspannung fördern.

Rhythmus ❱ Sie verwenden sowohl Bewegung als auch Innehalten, die beide so wichtig sind für Balance und Bedeutung. Denken Sie an Klänge und Pausen in der Musik; die wechselnden Muster von Nacht und Tag.

Sinneseindrücke ❱ Wenn Sie die Sinneseindrücke variieren – von einem leichten, zarten Streichen zum beruhigenden Streichen und dem bewussten Halten an den Meridianpunkten – fesseln Sie die Aufmerksamkeit und das Interesse der Empfängerin.

Intensität ❱ Ihr körperliches Fokussieren geschieht sanft, als ob Sie Lotion auf die Haut auftragen. Das Fokussieren der Energie auf die Meridianpunkte besteht einfach darin, den Punkt zu halten. Sanftheit führt zu Vertrauen und Entspannung. Das Ausrichten der Aufmerksamkeit und die Dauer sind wichtiger als der Druck.

Zusätzlich zu diesen Überlegungen über das Körperliche und die Energie ist Ihre konzentrierte Bewusstheit eine weitere Dimension, die in das gemeinsame Erleben mit eingebracht werden kann.

Eine mitfühlende Präsenz entwickeln

Ruhig und fürsorglich zu reagieren ergibt sich nicht von selbst, wenn man zornig und aufgebracht ist oder unter Schmerzen leidet, besonders dann nicht, wenn es um einen nahestehenden Menschen geht. Nicht mit dem eigenen Ärger oder der Aufgebrachtheit zu reagieren, ist eine ganz normale Herausforderung, die sich auf die Qualität Ihrer Berührung auswirkt. Es ist wichtig zu lernen, sich in diesem Fall einen Augenblick Zeit für eine innere Übung zu nehmen – sei es um Atem zu holen, ein inneres Bild zu imaginieren oder um zu beten. In vielen Traditionen werden diese Methoden unterrichtet, die jetzt auch von Wissenschaftlern untersucht werden, um sie leichter zugänglich und verständlicher zu machen.

Meditation ist eine innere Übung, die heutzutage zu den üblichen Angeboten an Krankenhäusern in den USA gehört, um sowohl den Patienten und Patientinnen als auch ihren Familien auf sehr unterschiedliche Weise zu helfen. Die vielen Forschungsarbeiten, in denen die körperlichen und geistigen Vorteile der Meditation aufgezeigt werden, wie niedrigerer Blutdruck und geringerer Stress, haben zu einem steigenden Einsatz von Meditation in der integrativen Pflege geführt. J. D. Elder, ein geprüfter Massagetherapeut und Koordinator des Massage-Therapieprogramms am *Hertzberg Palliative Care Institute* des *Mount Sinai Medical Center* in New York City, unterrichtet Achtsamkeits-Meditation als Teil seiner Arbeit mit Patienten und ihren Pflegepersonen. „Durch eine Übung in Achtsamkeit lernen die Menschen selektiv, einen großen Teil der Aktivität, die sich willkürlich in ihrem Gehirn abspielt, außer Acht zu lassen, und ihren Geist immer wieder zu fokussieren", erklärt Elder. „Es geht ganz allgemein darum, die Aktivitäten des Gehirns immer wieder neutral zu beobachten, ohne sich in ihnen zu verlieren oder von ihnen gefangen genommen zu werden. Ein großer Teil der Übung in Achtsamkeit besteht darin, Verantwortung für die eigenen Gedanken zu übernehmen. Wenn wir nicht Verantwortung für unsere eigenen Gedanken übernehmen und wie wir sie einsetzen, dann ist es, als ob wir versuchen, ein Boot ohne Ruder zu manövrieren."

Wenn sich der Gebende fokussieren kann, erhöht dies das Berührungserlebnis für den Empfänger. Weiterhin sagt Elder: „Manchmal fällt mir auf, wenn ich Massage unterrichte, dass die Praktiker etwa 20 Sekunden fokussiert sind, bevor sie sich ablenken lassen. Ich muss sie darauf aufmerksam machen, dass sie sich haben ablenken lassen und ihre Aufmerksamkeit wieder neu fokussieren müssen. Wenn sie sich nicht auf das konzentrieren, was sie machen, leisten sie sich und dem Empfänger schlechte Dienste, und Letzterer kommt nicht in den vollen Genuss der Energie und Aufmerksamkeit des Praktikers / Gebenden.

Der Sinn der Handmassage, denke ich, liegt darin, verändern zu können, wie sich die Umgebung für den Empfänger anfühlt, und zwar durch die Sinne und nicht durch Gedanken, indem ich ein beruhigendes und tröstliches sinnliches Erlebnis schaffe. Die Gegebenheiten der Gesundheit, zum Beispiel, werden sich nicht notwendigerweise ändern – unter den gegenwärtigen Umständen in diesem Augenblick –, aber Gebende und Nehmende können im Idealfall Gedanken wie Sorgen beiseiteschieben und sich stattdessen auf die ruhige Handlung konzentrieren: Wie schön es sich zum Beispiel anfühlt, sich die Hand massieren zu lassen."

Elder weist auf den fokussierten Einsatz der Gedanken hin – wobei er eine Art Entspannungstechnik benutzt – eine Verhaltensweise, die Gehirn und Körper verändern kann.

„Es gibt Untersuchungen an Menschen mit langjähriger Erfahrung im Meditieren, die zeigen, dass diese eine geringere Aktivität der Amygdala aufweisen – einem Bereich im Gehirn, der sehr alt ist und in Beziehung zu Furcht und Aggression steht – und eine größere Komplexität in Gehirnarealen, die mit Empathie, Mitleid und emotionaler Stabilität in Beziehung stehen. Je häufiger wir eine Synapse benutzen, desto stärker wird die Verbindung zwischen den Neuronen. So entwickeln sich Gewohnheiten. Die Pfade werden durch die Praxis geschaffen. Dasselbe kann daher geschehen, wenn wir uns einmischen und jemandem helfen, den Fokus auf etwas anderes zu richten, als über die gegenwärtigen Lebensumstände nachzudenken, um ihm damit zu helfen, mehr im Augenblick zu leben, statt sich Sorgen zu machen, was als Nächstes geschehen wird; denn die Wahrheit ist: wir haben nur das Jetzt."

Pflegende Personen stellen vielleicht fest, wie eine bewusst ausgeführte Berührung eine Möglichkeit eröffnen kann, eine innere Quelle der Weisheit anzuzapfen, die sonst vielleicht unerreichbar wäre. Eine aufmerksame Annäherung kann helfen, das Selbstmanagement zu stützen, das sie brauchen, um die vielen tagtäglich getroffenen Entscheidungen und Handlungen auszuführen. Dies ist das Herz der Meditation, die nicht praktiziert wird, damit ein Individuum einen Idealzustand erreicht, sondern die ein Angebot für alle Menschen ist, um Leiden zu mildern. Der körperliche Nutzen und das Wohlgefühl, die vielleicht damit einhergehen, sind nur „Nebenwirkungen" der Meditationspraxis.

Wissenschaftler am *Institute of HeartMath* untersuchen, wie Gedanken und Emotionen das Gehirn und auch das Herz beeinflussen können. Sie betrachten die Schwankungen der Herzfrequenz, das Maß der Veränderungen in der Stärke und Dauer des Herzschlages von einem Schlag zum nächsten. Die Schwankungsbreite der Herzfrequenz ist ein Maß für Gesundheit und Vitalität und kann durch Alter und Stress abnehmen. Der *HeartMath* Mitbegründer und Forschungsdirektor Dr. Rollin McCraty sagt: „Gewisse Emotionen und Haltungen können unsere Energiereserven aufzehren, und andere wiederum füllen sie neu auf. Es ist wirklich im Grunde ganz einfach – man muss lernen, in der emotionalen Diät ein besseres Selbstregulativ und Wahlmöglichkeiten zu haben" (Alexander, 2009, S. 3). Die Aufgabe der *HeartMath*-Wissenschaftler besteht zum Teil darin, Menschen zu zeigen, wie sie Gedanken und den Körper zusammenbringen können; wie sie sich von einer auf den Verstand begründeten Bewusstheit zu einer Bewusstheit bewegen können, die auf dem Herzen basiert. Wenn die Menschen das machen, so sagen sie, profitiert aufgrund des elektromagnetischen Feldes des Herzens der Einzelne davon ebenso wie die Personen in seiner Nähe.

HeartMath hat Lernmaterialien entwickelt, die dazu benutzt werden können, den emotionalen Zustand nicht mehr vom Verstand sondern vom Herzen lenken zu lassen, wenn man unter Stress steht. Nach Dr. McCraty liegt der Wert dieser Veränderung darin, einen kohärenteren Herzrhythmus zu schaffen, der „geordnetere mentale und emotionale Prozesse mit sich bringt. Es ist ein dynamisch stabiler Zustand, aus dem Sensibilität für eine andere Informationsebene erwächst" (Alexander, 2009, S. 4). Einige der Übungen stehen auf der Webseite frei zur Verfügung (Institute of HeartMath 2011).

Eine erweiterte Intelligenz

Vertreter der klassischen chinesischen Medizin wären sehr an der Forschung des *Institute of HeartMath* interessiert. Unter all den Organen und Drüsen wird das Herz als „Herrscher" über den Körper angesehen und als Sitz des Geistes. In der Akupunkturpraxis geht die Achtung des Herzens über seine zentrale Rolle für das Aufrechterhalten des Herz-Kreislaufsystems und seiner Gesundheit hinaus. Die Praktiker und Praktikerinnen haben unterschiedliche Wörter für die verschiedenen Aspekte der Seele, einschließlich *xin*, das mit Herz / Seele übersetzt wird. Es ist verantwortlich für Intelligenz, Weisheit und spirituelle Verwandlung.

Um Körper und Seele zusammenzubringen und so Zugang zu einer erweiterten Intelligenz zu gewinnen, kann man keine Gewalt anwenden – ganz gleich ob man den westlichen oder den östlichen Ansatz wählt. Statt sich Ziele zu setzen – selbst wenn man sie für nützlich hält – ist es die losgelöste Aufmerksamkeit, die zu Ergebnissen führt. Östliche Praktiker haben schon seit langem diese Ironie beobachtet, wie hier Mühe mit Mühelosigkeit verbunden wird.

Um die Summe dieser Erfahrung zu vermitteln, benutzen sie das Bild eines Kranichs, der mit einem Bein im Wasser steht und auf einen Fisch wartet. Der Kranich kann nicht Kraft seines Willens den Fisch zwingen zu erscheinen. Vielmehr steht der Kranich mit ruhiger Wachsamkeit und wartet auf das erste Auftauchen eines Fisches. Dann weiß der Kranich sofort, was er zu tun hat; wenn er nicht achtsam ist, verpasst er seine Chance.

Diese Kombination von Nicht-Handeln und Handeln verdeutlicht den Gedanken von *Kontemplation*, einer Praxis, die Teil der inneren Entwicklung ist. Über den Weg der Kontemplation sind Sie in der Lage zu helfen und dabei gleichzeitig entspannt zu sein. Indem Sie Ziele fahren lassen und sich von Worten abwenden zu einem gefühlten Erleben hin, erkunden Sie den „Geist" der Kommunikation, der über Sprache hinausgeht. Dies ist besonders ermutigend für diejenigen, die mit Menschen arbeiten, die durch Worte gar nicht oder weniger ansprechbar sind; sie können dennoch über eine bedachte Berührung erreicht werden.

Kontemplation beginnt, indem Sie in sich selbst eine Verlagerung vornehmen. Wenn Sie Körper, Energie und Geist zusammenbringen und damit wie ein stehender Kranich still konzentriert sind, entwickeln Sie die richtige Kombination von „Tun" und „Nicht-Tun", die eine kreative Ansprechbarkeit fördert. Die Vorschläge für innere Praxis, die sich im ganzen Buch finden, können entweder verwendet werden kurz bevor Sie eine Massage beginnen oder während einer Sitzung, wenn Sie sich neu fokussieren müssen. Während Sie Berührung anwenden, würden Sie nicht aufhören zu meditieren oder zu atmen, aber Sie würden die Prinzipien in Situationen integrieren, wo Sie nicht ganz sicher sind, was Sie als Nächstes tun sollen.

Wenn Sie zum Beispiel mit jemandem arbeiten, der dement ist, kann es abhängig vom Stadium, in dem die Person sich befindet, zu einer plötzlichen Veränderung der Stimmung kommen. Sie wollen nicht Gewalt anwenden, um starr an dem festzuhalten, was Sie gerade machen, aber Sie sollten sich einen Augenblick Zeit nehmen und sich ein Urteil darüber bilden, was gerade geschieht. Zu diesem Zeitpunkt könnten Sie innehalten, die Hände auf dem Arm oder der Hand der Empfängerin ruhen lassen und sich der inneren Praxis zuwenden, indem Sie einfach langsam ausatmen. Dies führt Sie in Ihr Zentrum zurück, in Ihr Herz, Ihren Geist, von dem aus Sie, ohne zu urteilen, beobachten können.

Lassen Sie die Antwort darauf, was als Nächstes zu tun ist, aus Ihrem gemeinsamen Erlebnis erwachsen; die Idee, die sich einstellt, mag überraschend sein, etwas, woran Sie bewusst nie gedacht hätten. Es könnte etwas Einfaches sein, wie die Deckenlampe ausschalten oder die Stellung zu verändern. Vielleicht braucht die empfangende Person einfach etwas Zeit und die Pause erlaubt ihr, auf ihre eigene einzigartige Weise zu reagieren. Oder Ihre Rückkehr in Ihr eigenes Zentrum hat einen beruhigenden Einfluss auf das Herz der Empfängerin. Manchmal müssen Sie einfach nur eine mitfühlende Hand auf die Schulter eines Menschen legen, um die Verzweiflung zu mildern. Dies ist eine Körper-Geist Methode des Teilens. Wenn Sie mit Ihrem Ich gegenwärtig sein können, können Sie anfangen, die Beziehung zu einem anderen Menschen auf eine Weise zu erkunden, die sie beide miteinander und mit Ihrem Ziel und Ihrem Mitgefühl verbunden hält.

Das Geschenk der Gegenwart

Pflegepersonen sehen sich einer entmutigenden Herausforderung gegenüber, wenn sie auf die Emotionen treffen, die eine Krankheit mit sich bringen kann. Sie sagen, zum schwierigsten Bereich ihrer Rolle gehören die sozialen, kognitiven und emotionalen Probleme und nicht so sehr die körperlichen wie bspw. Inkontinenz (Kilstoff und Chenoweth, 1998). Pfleger und Pflegerinnen mit den besten Absichten fühlen sich von Empfangenden infrage gestellt, die sozial isoliert sind, die Routine zu Hause stören und manchmal aggressiv werden.

Berührung kann für Pflegende ein Mittel sein, das sie anwenden können, um die Kommunikation zu verbessern. Wie Untersuchungen zeigen, bringt überlegte Berührung ganz zuverlässig eine entspannte Reaktion mit sich und eine Abschwächung der Angst. Fokussiert man sich auf das Körperliche – was relativ einfach ist – kann eine Stimmung oder ein Verhalten dadurch verändert werden, und manchmal kann die pflegende Person dies als eine greifbare Möglichkeit und Hilfe in ihrem tagtäglichen Kampf ausprobieren.

In der Hoffnung, unter den Menschen, die für Demente sorgen, einen Austausch über die positiveren Erfahrungen anregen zu können, wurden in einer Studie Familienmitglieder und Angestellte eingeladen, an der Gestaltung, Entwicklung und Auswertung einer Handmassage teilzunehmen. Die Empfangenden waren Menschen mit Demenz, die zu Hause lebten, aber eine Tagesstätte besuchten. Die pflegenden Personen erlernten einen Massageablauf von etwa 10 bis 15 Minuten, während dem sie eine Mischung von Ölen auf die Fingeroberflächen, den Handrücken und das Handgelenk auftrugen.

Nachdem sie 18 Monate lang dieses gemeinsame Erlebnis der Handmassage geteilt hatten, berichteten sie, dass sie Bewältigungsmechanismen erworben und bessere persönliche Beziehungen zu ihren Verwandten gefunden hätten. Dazu gehörte auch mehr gemeinsame Zeit und mehr ruhige und fürsorgliche Berührung. Drei der 16 pflegenden Angehörigen, die teilgenommen hatten, erzählten, die Behandlung der Hände habe die Verwandten beruhigt, die oft zornig gewesen waren, und habe ihnen selbst viel effektiver beim Umgang mit diesen schwierigen Verhaltensweisen geholfen. Insgesamt sahen die pflegenden Personen die Interaktion als positive Möglichkeit für sich an, mit ihren Verwandten wieder eine Verbindung aufzunehmen (Kilstoff und Chenoweth, 1998).

Wenn Sie Bewusstheit in die Berührung mit einbringen, hilft Ihnen dies auch zu vermeiden, die Berührung rein mechanisch auszuführen, wodurch sie einfach zu einer von vielen anderen Aufgaben würde. Lassen Sie alle Ziele los und konzentrieren Sie sich auf die Interaktion, die Sie mit der empfangenden Person haben, nehmen Sie die Empfindungen in den Fingerspitzen wahr, beobachten Sie die Reaktionen des Empfängers, reagieren Sie auf den Augenblick. Sie müssen sich nicht „anstrengen". Sollten Sie abgelenkt werden, atmen Sie einfach aus und richten Sie den Fokus wieder auf die wenigen Momente, die Sie der Berührung gewidmet haben.

Obwohl Fachleute intuitiv wissen, dass sie sich von der Anstrengung lösen müssen, um eine Verbindung herzustellen, gibt es jetzt vielleicht wissenschaftliche Beweise für diese innere Verlagerung. In seinem Buch *Energy Medicine: The Scientific Basis* berichtet James Oschman über Beobachtungen an Praktikern und Empfängern: In einem magnetisch abgeschirmten Raum hielt ein Praktiker seine Hand dicht an die empfangende Person und ein ausgeklügeltes Instrument (ein SQUID Magnetometer) wurde eingesetzt, um das biomagnetische Feld aufzuzeichnen, das von der Hand des Praktikers ausging. Wenn der Therapeut entspannt in einen meditativen oder zentrierten Zustand überging, maß das Instrument einen starken Anstieg des Feldes. Nach Dr. Oschmans Berichten befand sich das von der Hand projizierte Feld in demselben Frequenzbereich, den biomedizinische Forscher für effektiv halten, um spontane Heilungen in verschiedenen weichen und harten Geweben in Gang zu setzen (Oschman, 2000).

Praktiker und Empfänger können selbst mit diesem Phänomen experimentieren. Beobachten Sie selbst, was passiert, wenn Sie von einem nicht fokussierten Zustand in einen fokussierten übergehen. Spüren und fühlen Sie intensiver? Ist mehr Energie in Ihren Händen – z. B. Wärme, Kribbeln oder Pulsieren? Können die empfangenden Personen, falls sie ein Feedback geben können, eine Veränderung entdecken? Dies kann in Ihrem Austausch miteinander eine weitere interessante Dimension eröffnen.

Ein kreativer Sprung

Die Techniken für die tröstende Berührung, wie sie in den folgenden Kapiteln beschrieben werden, sind keine absoluten Rezepte, sondern bilden ein Gerüst für Sie, um Ihnen zu helfen, sich zu fokussieren und Ihre Übungen zu beginnen. Es ist vergleichbar mit dem Spielen eines Instrumentes oder dem Tanzenlernen. Anfangs geschieht das Üben steif und befangen. Aber wenn die Technik automatisiert abläuft, fangen Sie an, sich freier zu bewegen, verlieren die Befangenheit und fokussieren auf den Ausdruck. Sie entdecken etwas Neues, Unmittelbares, Bedeutungsvolles, eine Möglichkeit, Ihre „Quelle der Kreativität" anzuzapfen.

Dr. Frederick Leboyer sagt in seinem Buch über Massage bei Kleinkindern:

„Zu jeder Kunst gehört eine Technik. Die man lernen muss. Technik und Lernen brauchen Zeit. Aber wenn diese Technik erst einmal gemeistert wird, geht der Künstler über sie hinaus. Und über die Zeit hinaus. Sie berühren etwas in sich selbst. Oder vielmehr beginnt etwas, sich in Ihnen auszudrücken. Rätsel? Paradox? Es ist das Geheimnis, das Mysterium der

Kunst. Kunst, die Sie in die Lage versetzt, das Absolute zu berühren. Mit Ihren eigenen menschlichen Händen." (Leboyer, 1976, S. 119)

Während Sie berühren, verbinden Sie sich nicht nur mit einer anderen Person, sondern auch mit etwas Bedeutsamen in Ihnen selbst. Wenn Sie jemandem helfen wollen, der Ihnen nahesteht, können Sie sich vorbereiten, indem Sie die Zustimmung des medizinischen Teams einholen, sich über die Forschung informieren und Techniken zur Hand haben, die Sie leiten. Alle sind hilfsbereit, aber um Ihre eigenen Antworten zu finden und ein Gefühl von Autorität zu gewinnen, greifen Sie auf Ihre direkte Erfahrung mit dem Körper zurück. Je mehr Sie über den Körper lernen und wie er funktioniert, umso stärker werden Sie in die Rhythmen des Lebens und die Naturgesetze eingebunden. Nicht die Kraft Ihrer Willensstärke oder Ihre Geschicklichkeit mit Worten weisen Ihnen den Weg, sondern nur Bewusstheit und Praxis. Sie führen Sie zu den Antworten, die in Ihrem Herzen liegen.

Berührung teilen

Strengen Sie sich nicht an

Irene lernte, ein inneres Gefühl für das Richtige zu entwickeln, auf das sie sich verlassen konnte, als sie bei ihrem Mann Joseph, der in einem Pflegeheim lebte, den Einsatz tröstender Berührung praktizierte. Joseph saß in dem Pflegeheim normalerweise in einem Lehnstuhl, die Augen geschlossen und das Kinn schlaff. Wenn er die Augen einmal öffnete, waren sie meistens verschleiert und schienen nichts zu sehen. Er sprach nie ein Wort.

Nachdem sie das erste Mal Berührung bei Joseph angewendet hatte, fiel Irene eine kleine Veränderung auf. „Nach der Berührungs-Sitzung ging er mit dem Pfleger hinaus zum Duschen", erinnerte Irene sich. „Als er in das Zimmer zurückkam, blickte er zu mir hinüber, und als er mich sah, rollte ihm eine Träne die Wange hinunter." Irene selbst fing an zu weinen, als sie dies beschrieb. „Es war das erste Mal, dass er auf mich reagiert hat, seit er dort war, seit ungefähr fünf Jahren."

Irene praktizierte diese tröstende Berührung bei Joseph weiterhin bei jedem Besuch. Während einer Sitzung begann Irene mit sanftem Streichen an Josephs Arm hinunter und glitt über die Erhöhungen und Vertiefungen, die durch Fleisch und Knochen entstehen. Irene saß auf einem Stuhl neben ihrem Mann und massierte die Handfläche, den Handrücken und die Finger. Als Irene anfing, die Punkte an den Fingerspitzen zu halten, öffnete Joseph die Augen und blickte Irene an und schien die Hand wegzuziehen. Als Erstes fragte Irene sich, ob Joseph Widerstand leistete. Sie hielt inne um zu sehen, ob sie herausfinden konnte, was Joseph zu „sagen" versuchte. Dann, ganz ruhig und überzeugt, fühlte sie: „Oh, er möchte ein Kissen haben." Irene nahm ein Kissen von Josephs Bett und legte es hinter seinen Kopf. Er lehnte sich entspannt hinein und schloss wieder die Augen.

Dann öffnete Joseph wieder die Augen und sie sahen anders aus; sie hatten eine neue Qualität, als seien sie erleuchtet, als gäbe es eine Dringlichkeit, einen Kampf. Er blickte sehr intensiv auf Irene, hielt ihre Hand sehr fest und zog sie näher zu sich heran. Irene begann lebhaft mit ihm zu sprechen, erzählte ihm, wie die Leute sich nach ihm erkundigten, was ihre Kinder machten, und was in ihrem eigenen Leben geschah. Etwas hatte sich verändert.

Es fühlte sich an, als sei ein starker Strom zwischen ihnen angestellt worden, der vor und zurückfloss und sich gleichzeitig zu einem strahlenden Kreis um sie herum ausweitete. Es war etwas Fühlbares, etwas Emotionales und auch Persönliches. Solch ein ineinander Verweben ist ein Beispiel für menschliches Bonding, etwas was stattfindet, wenn Menschen lindernde Worte teilen, sich länger in die Augen sehen und tröstend berühren.

Die gemeinsame strahlende Wirkung solch eines Ereignisses wird wunderschön von dem Humanisten Joseph Chilton Pearce beschrieben, dessen Beobachtungen über das Bonding, das während der Geburt stattfindet, eine frappierende Ähnlichkeit mit dem hat, was zwischen Irene und Joseph geschehen war. Pearce sagt in seiner Beschreibung der ersten Stunde nach der Geburt, die Verbindung „wird auf merkwürdige, mysteriöse und unergründliche Weise hergestellt. Jeder, der dabei ist, wird buchstäblich in diesen magnetischen Feldern der Anziehung gefangen genommen, die vor und zurück miteinander verweben" (Pearce, 1980, S. 98). Während die Liebe sich entfaltet, verströmt das Herz seine Macht, die in dem Raum verspürt werden kann.

Die innere Praxis

Achtsamkeit einfach gemacht

Am *Palliative Care Institute* am *Mount Sinai Medical Center* unterrichtet J. D. Elder diese einfache Meditationstechnik für Patienten und Patientinnen und ihre Familien, um ihnen zu helfen, den Geist, den Körper und seine Systeme zu entspannen:

1. Beginnen Sie, indem Sie eine bequeme Haltung einnehmen, sich entweder hinsetzen oder hinlegen.

2. Schließen Sie die Augen, achten Sie auf die Aktivitäten Ihres Geistes. Was denken Sie? Wie schnell verändern sich Ihre Gedanken? Welcher Art sind Ihre Gedanken?

3. Verpflichten Sie sich während der Übungen zu einer urteilsfreien Haltung.

4. Lenken Sie Ihre Aufmerksamkeit auf Ihren Atem, wie er hinein- und hinausströmt.

5. Richten Sie den Fokus immer wieder auf Ihren Atem.

6. Lassen Sie Gedanken mit Bewusstheit (Achtsamkeit) Ihren Geist durchströmen. Beachten Sie sie einfach, ohne sich auf sie einzulassen.

7. Wenn Sie merken, dass Sie abgelenkt werden, weil Sie denken oder beurteilen, richten Sie Ihre Aufmerksamkeit wieder auf Ihren Atem und bewahren Sie die urteilsfreie Haltung.

8. Üben Sie eine Minute bis 20 Minuten lang.

Die Übung kann täglich ausgeführt werden.

Mit Genehmigung von J. D. Elder

Teil 2
Fokussieren Sie Ihre Berührung

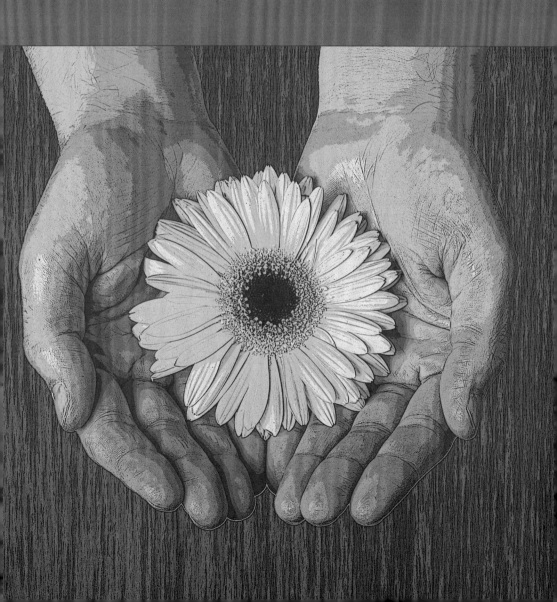

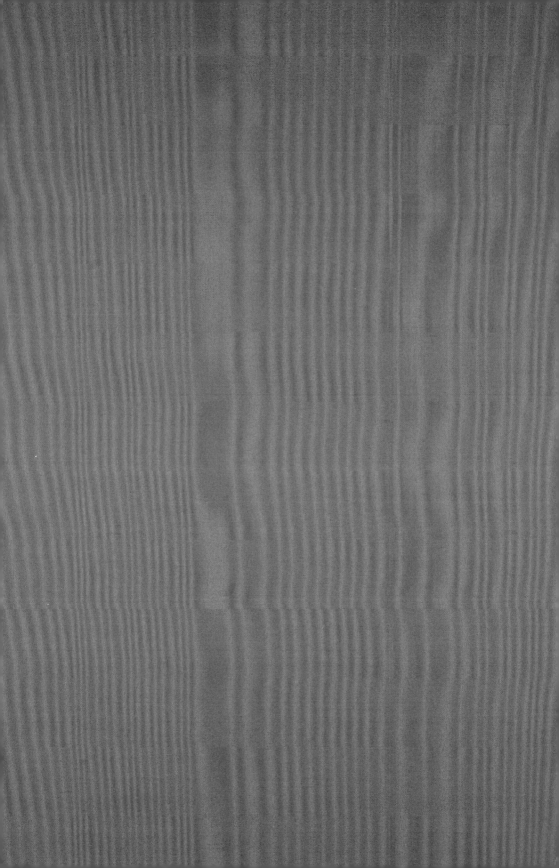

Kapitel 5: Physische und energetische Eigenschaften der Hand

Es gab eine Zeit, in der fast jeder mit den Händen arbeitete. Menschen bauten ihre eigene Unterkunft, sorgten für ihre eigene Nahrung, kümmerten sich um Geburten und die Toten. Heutzutage haben viele eine Kindheit und Arbeitsplätze, die mehr auf die virtuelle Realität ausgerichtet sind, anstatt auf die Erfüllung unserer Grundbedürfnisse; wir sind von unserem Verstand, statt von unserem Körper abhängig. Viele Menschen möchten jedoch eine Möglichkeit finden, zur „Natur" zurückzukehren; diese Sehnsucht hat ein neues Interesse an biologisch angebauter Nahrung, der Umwelt und ganzheitlicher Gesundheit geweckt. Mit den Händen zu arbeiten kann Angstgefühle, Verwirrung oder Schmerzen mildern, und es kann ein Weg sein, zu den Grundlagen der direkten Pflege geliebter Menschen zurückzukehren.

Die Hände sind ein außergewöhnlicher Teil des Körpers, dazu geschaffen, um Berührung bedeutungsvoll einzusetzen, und sie haben beachtlichen Wert und Effektivität nicht nur für die empfangende Person, sondern auch für den Menschen, der gibt und das Erlebnis teilt. Es gibt eine Reihe von Gründen, warum Berührung an den Händen für die Pflegeperson, die Trost und Verbindung geben möchte, eine gute Wahl ist, besonders bei älteren Empfangenden mit Demenz oder bei jenen, die sich ihrem Lebensende nähern.

Akzeptanz und Ungezwungenheit

In fast allen Bevölkerungsgruppen sind die Hände normalerweise leicht zugänglich. Das Massieren der Hände erfordert kein Entkleiden und zwischen den Geschlechtern ist die Hand ein akzeptierter Bereich für Berührungen. Die Hand ist ein kleines Areal, in dem man die Grundbewegungen der Massage – Streichen, Drücken, Halten – recht sicher ausführen kann. Die Intervention muss nicht schwierig oder langwierig sein; indem man die Hand nur ein paar Minuten lang gedankenvoll berührt, ist es möglich, einen positiven Einfluss auf viele körperliche und geistige Prozesse zu nehmen.

Sprechende Hände

Es kann frustrierend sein zu versuchen, mit jemandem zu sprechen, der möglicherweise Wörter nicht mehr versteht oder nicht antworten kann. Sie können jedoch den Verstand umgehen und eine ältere Form der Kommunikation verwenden – die Sprache der Berührung. Bei einer Intervention durch Berührungstherapie, die sich auf Kommunikation konzentriert, macht es aus einer Reihe von Gründen Sinn, sich der Hand zuzuwenden. Hände stärken Beziehungen, da sie eine wichtige Rolle dabei spielen, wie wir kommunizieren: Wir winken jemandem zu, schütteln Hände, schreiben mit unseren Händen und benutzen sie, um jemanden zu umarmen. Wenn Sie Ihre Hände benutzen, um jemanden mit Bedacht zu berühren, vermitteln Sie denselben Impuls, etwas zu kommunizieren. Wenn jemand Seh- oder Hörverluste erlitten hat, die seine Fähigkeit reduzieren, ein Lächeln, ein Nicken oder das, was gesagt wird, zu deuten, dann kann Berührung ein wichtiges Mittel sein, um etwas mitzuteilen.

Wissenschaftler, die untersucht haben, wie weit Berührung Gefühle zum Ausdruck bringen kann, stellten fest, dass Teilnehmer und Teilnehmerinnen, denen die Augen verbunden wurden, schnell und zuverlässig die Emotion erfühlen konnten, die von der gebenden Person vermittelt wurde. Die Teilnehmenden wurden in Gruppen unterteilt, die entweder berühren sollten oder berührt wurden. Denjenigen, die berühren sollten, wurde gesagt, sie sollten ohne Worte eine der sechs Emotionen kommunizieren: Zorn, Furcht, Ekel, Liebe, Dankbarkeit oder Sympathie. Die Empfänger hielten ihren nackten Arm – vom Ellenbogen bis zu den Fingerspitzen – durch einen Vorhang, damit sie die „Sender" nicht sehen konnten. In 48 bis 83 Prozent der Handlungen konnten die Empfänger genau unterscheiden, welche Emotion übermittelt wurde (Hertenstein et al., 2006).

In einer Folgestudie durften die Gebenden berühren, wo immer sie es für angemessen hielten, und es wurden zwei weitere Emotionen hinzugefügt – Fröhlichkeit und Trauer. Wieder konnten die Empfänger der Berührung in 50 bis 70 Prozent der Handlungen genau die Emotionen bestimmen, die übermittelt wurden, was viel höher ist als die 11 Prozent, die ein Zufallsergebnis gebracht hätte, und was vergleichbar ist mit Untersuchungen über verbale Emotionen und Mimik (Hertenstein et al., 2009).

Matthew J. Hertenstein, der die Untersuchungen leitete, sagte, die Ergebnisse enthielten wichtige Implikationen für die Macht der Berührung. „Die meisten Berührungen dauerten nur ungefähr fünf Sekunden", sagte er in einem Interview mit der *New York Times*, „aber wir sind in der Lage, in diesen flüchtigen Momenten deutliche Gefühle zu kommunizieren, genauso wie wir es mit dem Gesicht können. Es handelt sich hier um ein kompliziertes, andersartiges Signalsystem, vom dem wir bisher noch nichts wussten" (Bakalar, 2009).

Untersuchungen zeigen: Handmassage ist effektiv

Handmassage (und in manchen Fällen auch Hand- und Fußmassage) ist in einer Reihe von Forschungsprojekten untersucht worden. Zusammengefasst zeigen einige der relevanten, positiven Ergebnisse über Handmassage Folgendes:

> Sie wird von den meisten Empfängern akzeptiert

> Sie mildert Stress bei Patienten und Patientinnen

> Sie unterstützt Entspannung

> Sie reduziert Angst und senkt den Blutdruck

> Sie bringt ein ganzheitliches Gefühl von Wohlbefinden mit sich

> Sie hilft, Schmerzen zu lindern

▶ Sie wird von den meisten Empfängern akzeptiert

Bewohner und Bewohnerinnen von Pflegeheimen empfinden es als angenehm, wenn sie an Armen und Händen berührt werden; die Berührung des Gesichtes hingegen wird als intimerer Kontakt wahrgenommen (Moore und Gilbert, 1995). Berührung wird als positiv erlebt, wenn sie der Situation angemessen ist und nicht eine größere als die erwünschte Intimität aufdrängt (Hollinger und Buschmann, 1993). Die Mehrheit der Menschen akzeptiert Berührung zwar bereitwillig, aber ein kleiner Prozentsatz zieht es vor, nicht berührt zu werden; es gilt also immer, die individuelle Einstellung zu berücksichtigen, und wenn nötig sollten Alternativen in Betracht gezogen werden (siehe Kapitel 6 „Bevor Sie beginnen").

▶ Sie mildert Stress bei Patienten und Patientinnen

Bei Patienten einer Palliativstation in einem Krebszentrum in Japan wurde eine fünfminütige Massage am Unterarm und an der Hand durchgeführt. Um den Stresslevel zu erfassen, maßen Forscher Veränderungen im Speichel (Speichel CgA) und mit Hilfe eines kurzen Fragebogens. Sie stellten nach der Massage eine signifikante Verbesserung fest und folgerten daraus: „Therapien wie Massage könnten eine wertvolle nicht-pharmakologische Behandlung sein, die körperliche Symptome der Patienten reduziert" (Osaka et al., 2009, S. 984). Wie sie betonten, können schon kurze Perioden von Stress für todkranke Patienten und Patientinnen von großer Bedeutung sein, und pflegende Personen – einschließlich Familienmitglieder – die in der Lage waren, eine einfache Handmassage durchzuführen, konnten helfen, den Stress der Patienten abzumildern (Osaka et al., 2009).

▸ Sie unterstützt Entspannung

In einem Überblick über 21 Untersuchungen zur Rücken- und Handmassage für ältere Menschen zeigten alle eine statistisch signifikante Verbesserung in den physiologischen und psychologischen Indikatoren für Entspannung. Am häufigsten wurde über Rückenmassage von drei Minuten und Handmassage von zehn Minuten berichtet, nach denen durchgehend die verbalen Aggressionen der Demenz-Patienten abnahmen (Harris und Richards, 2010).

Eine Untersuchung, die die Effekte von Handmassage und therapeutischer Berührung bei Bewohnern einer Pflegestation für Alzheimer-Patienten verglich und dabei prüfte, wie weit sie Entspannung brachten und Unruhe reduzierten, stellte eine größere Entspannung bei der Gruppe fest, die Handmassage erhielt (Snyder et al., 1995). Die Anwendung der Handmassage dauerte etwa zehn Minuten. Die Forscher schlugen vor, eine Intervention wie die Handmassage in Erwägung zu ziehen, bevor pflegerische Handlungen oder Veränderungen vorgenommen werden, die in vielen Fällen bei Demenz-Kranken Beunruhigung hervorrufen.

▸ Sie reduziert Angst und senkt den Blutdruck

Vor einer Kataraktoperation erhielten Patienten und Patientinnen eine fünfminütige Handmassage. Nach der Massage waren Angst, systolischer und diastolischer Blutdruck und Pulsschlag reduziert. Die Massage verringerte auch den Adrenalin- und Noradrenalin-Spiegel, Hormone, die mit Stress in Verbindung stehen; in der Kontrollgruppe hingegen, die nur eine Routineversorgung erhielt, stiegen die Hormonlevel an (Kim et al., 2001). Schon der einfache Akt des Händehaltens bei Patienten, die auf ihre Operation warteten, erwies sich als effektive Intervention, um Angst zu mildern (Oh und Park, 2004).

▶ *Sie bringt ein ganzheitliches Gefühl von Wohlbefinden mit sich*

Bewohner und Bewohnerinnen eines Pflegeheimes wurden in zwei Gruppen unterteilt – eine Behandlungsgruppe, die über einen Zeitraum von fünf Wochen sechs Handmassagen erhielt, und eine Kontrollgruppe, die die übliche Pflege erhielt. Die Massagetechnik wurde fünf bis acht Minuten pro Hand angewandt. Nach zweieinhalb Wochen wurde bei der Handmassagegruppe eine deutliche Verbesserung des Wohlbefindens festgestellt. Nach fünf Wochen war der Unterschied aber nicht mehr statistisch signifikant. Die Forscher führen das darauf zurück, dass allen Teilnehmern der Studie durch die Befragungen mehr Aufmerksamkeit zuteil wurde. „Ganzheitliches Wohlbefinden" wurde hier als „unmittelbarer Gefühlszustand von Erleichterung, Ruhe und Transzendenz" definiert (Kolcaba et al., 2006, S. 85).

▶ *Sie hilft, Schmerzen zu lindern*

Eine Studie untersuchte den Einsatz einer zwanzigminütigen Fuß- und Handmassage bei Patienten, die nach einer Operation Schmerzmittel erhalten hatten, aber immer noch über Beschwerden klagten. Die Fuß- und Handmassage reduzierte deutlich die Schmerzintensität der Wundschmerzen am ersten Tag nach der Operation. Die Forscher folgerten, Massage könne eine positive, nicht invasive Behandlungsstrategie gegen Schmerzen für Patienten sein, deren Schmerzen nicht ausreichend durch Medikamente unter Kontrolle gebracht werden können. Die Fertigkeiten hierfür könnten „den Familienmitgliedern leicht vermittelt werden", ebenso wie dem Pflegepersonal (Wang und Keck, 2004, S. 64).

Sensibilität und das Gehirn

Die Hand ist ein kleiner aber komplexer Bereich, der exemplarisch für den erstaunlichen Bauplan des Körpers ist. Obwohl alle Hände gemeinsame

Charakteristika haben, ist die Hand jedes einzelnen Menschen so einzigartig wie seine Fingerabdrücke.

Eine untere Schicht von Fett und Bindegewebe, die Faszie, ist mit den Knochen verankert und hindert die Haut der Handfläche daran, sich wie ein Handschuh zu verschieben. Die Haut der Handfläche ist, verglichen mit anderen Bereichen des Körpers, aufgrund ihrer zähen aber auch sensiblen Beschaffenheit einzigartig. Wenn Sie etwas mit den Fingern berühren, sendet der Kontakt mit der Umgebung unmittelbar ein Signal an das Gehirn, weshalb die Haut als externer Teil des Nervensystems angesehen wird. 48 Nerven dienen den Muskeln, Sehnen und der Haut der Hand, wobei 24 von ihnen Sinnesnerven sind und dafür verantwortlich, verschiedene Arten von Berührung zu unterscheiden.

In der Haut gibt es viele Rezeptoren, die fünf unterschiedliche Arten von Sinnesinformationen aufnehmen: Schmerz, Kälte, Hitze, Berührung und Druck. Diese Rezeptoren übermitteln die Informationen sehr präzise und detailliert zur Auswertung an das Gehirn. Taktile Stimulation aus den Rezeptoren in der Haut hat eine wichtige Bedeutung bei der Entwicklung, sowohl bei Tieren als auch beim Menschen, und sie bleibt für die meisten Menschen ein lebenslanges Bedürfnis.

Zwar haben alle Bereiche des Körpers korrespondierende Sinnesbereiche im Gehirn – es gibt zum Beispiel einen Bereich für den Arm, die Schulter, das Bein – die Größe dieser Bereiche verblasst aber im Vergleich zu der Größe jenes Großhirnbereichs, der den Empfindungen der Finger gewidmet ist. Der Daumen hat hierbei ein leicht größeres Areal, da er der Finger mit den meisten Muskeln und den meisten Sinnesrezeptoren ist (Gray, 1977; Montagu, 1978).

Meridianpunkte und ihre Effekte

Ein weiterer Grund, die Hand für die Massage zu wählen, liegt in der Energetik des Meridiansystems der Akupunktur. Es gibt viele Meridianpunkte an den Händen, die für pflegende Personen nützlich sein können, wenn sie helfen wollen, Schmerzen, Angst oder Übelkeit bei einem Empfänger zu lindern. Die Berührung eines Punktes hat in seinem unmittelbaren Bereich eine lokale Wirkung und beeinflusst außerdem den ganzen Meridian. Das heißt, die Punkte an der Hand können sowohl für lokale als auch für distale Effekte eingesetzt werden.

Mit *lokalem Effekt* meinen wir: die Massage kann Veränderungen in dem unmittelbaren Bereich hervorrufen, den Sie berühren. Da das Arbeiten mit Energie eine normalisierende Wirkung hat, kann es Fingern helfen, die vielleicht schlaff sind oder aber die stark gekrümmt sind. Die Punkte können verwendet werden, um Schmerz und Steifheit der Finger zu mildern. Das Pflegepersonal einer Einrichtung stellte z. B. fest, dass Handmassage Bewohnern mit Demenz, die unter Kontrakturen litten, half, die Finger zu öffnen, wodurch tägliche Aufgaben, wie das Ankleiden, erleichtert wurden.

Mit *distalem Effekt* meinen wir: die Arbeit an einem Punkt bewirkt Veränderungen am entfernten Ende eines Pfades. Zum Beispiel haben Punkte an den Fingerspitzen einen starken Einfluss auf den Kopf und sollen als Möglichkeit genutzt werden, „Körperöffnungen aufgehen zu lassen", das heißt, Energie zu den Augen, Ohren, zur Nase und Zunge zu senden. Man sagt, sie seien wichtig, um Depressionen und Angst abzumildern und den Geist zu beruhigen.

Es gibt die Redensart: „Die Augen sind die Fenster der Seele." Praktizierende der chinesischen Medizin glauben etwas Ähnliches, dass sie nämlich einen kurzen Blick auf den Geist durch die Augen erhaschen können. Wenn man mit Menschen arbeitet, die sich auf Grund ihrer Demenz nicht verbal äußern können, scheinen die Augen manchmal offen wie ein „Fenster" zu sein. Wenn in diesen Momenten eine pflegende Person Punkte an den Fingerspitzen eines Patienten hält, kann es einen Augenblick der Veränderung geben und der Empfangende, der verwirrt oder schläfrig war, nimmt plötzlich einen kurzen, intensiven Augenkontakt auf.

Diese Momente bieten ein starkes Gefühl von Gegenwärtigkeit und etwas, was sich wie eine wellenförmige, energetische Entladung anfühlt. Wir können über diesen inneren Zustand nur spekulieren, da er ganz und gar subjektiv ist und nicht messbar. Manche Menschen glauben, es gehe vielleicht über den Begriff „Geist" hinaus und betreffe „Den Geist", der mit einer größeren Präsenz in Verbindung steht. Die Tradition der klassischen chinesischen Medizin würdigt „Den Geist" (oder *Shen*) als eine beseelende Quelle des Lebens. Einige Menschen haben vielleicht anfänglich das Gefühl, die Arbeit mit Alten und Sterbenden sei deprimierend, aber diese Sorge schwindet, wenn sie diese einzigartige persönliche und doch universelle Präsenz erleben.

Meridianpunkte können auch einen allgemeinen Effekt haben. Ein neues Integratives Therapieprogramm für Kinder und Jugendliche auf der Station für Hämatologie und Onkologie des *St. Joseph's Children's Hospital* in Paterson, New Jersey, untersucht den Einsatz eines einzelnen Meridianpunktes, Dickdarm 4, der sich auf der Handfläche befindet. Diane Rooney, eine geprüfte Akupunkteurin, hat in den letzten anderthalb Jahren das neue Programm mit initiiert. Sie erklärt:

„Wir arbeiten an einem Forschungsprojekt über Akupunktur während eines Schmerzanfalls bei Sichelzellanämie. Sichelzellanämie ist eine chronische Krankheit, bei der die roten Blutkörperchen die Form einer Sichel oder eines Viertelmondes annehmen, obwohl sie normalerweise die Form eines Donuts oder Kringels haben, dessen Mitte ausgestanzt ist, wodurch sie sich leichter durch die Blutgefäße durchzwängen können. Statt sich leicht im Blutstrom zu bewegen, können diese Sichelzellen sich in den Blutgefäßen stauen und nehmen so dem Körpergewebe und den Organen den Sauerstoff, den sie brauchen, um gesund zu bleiben. Dies verursacht unsägliche Schmerzen.

Die Forscher platzieren etwa 20 Minuten lang einen kleinen Saugnapf auf den Meridianpunkt. Der Napf benutzt das Saugen für negative Stimulation und ein kleiner Magnet drückt nach unten, um positive Stimulation zu bewirken. Nach der Behandlung messen wir 24 Stunden lang den Morphingebrauch, um zu sehen, ob die Kinder dieselbe Menge Morphin benötigen, bzw. ob sie es genauso häufig brauchen."

Im Rahmen des Programms zeigt Rooney den Eltern, wie sie den Punkt finden und massieren können, damit sie die Behandlung zu Hause weiterführen können.

Meridian-Schlüsselpunkte auf der Hand

Wenn Sie die Hand vom Gesichtspunkt der Energie aus betrachten, fangen Sie an zu verstehen, warum es sich so gut anfühlt, mit jemandem, den man liebt, die Hand zu halten, warum die Berührung der Eltern so tröstlich sein kann und auch, warum ein Baby am Daumen nuckelt. Die folgenden Punkte, die durch ihren Meridiannamen und ihre Zahl gekennzeichnet sind, werden in der Massageabfolge verwendet. Die Beschreibungen enthalten den Ort des Punktes und einige seiner Wirkungsweisen. Einige sind besonders nützlich bei Gruppen von älteren Personen oder Personen mit nachlassenden geistigen Fähigkeiten.

Dickdarm 4 (Di 4 – Hegu)

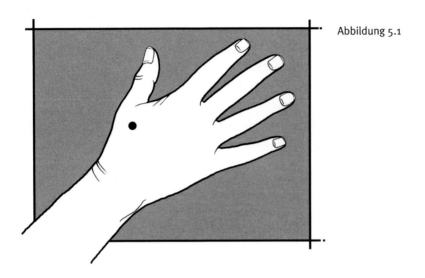

Abbildung 5.1

Ort: Dieser Punkt befindet sich in einer Furche zwischen Daumen und Zeigefinger, wenn Sie die Finger spreizen, oder oben auf dem „Hügel", der entsteht, wenn Sie die Finger zusammenlegen.

Name: Alle Meridianpunkte haben auch traditionelle Namen, die helfen, entweder ihren Ort oder ihre Funktion zu identifizieren. Dieser Punkt heißt „Angrenzendes Tal", da der Punkt sich in einem Tal befindet, das entsteht, wenn Daumen und Zeigefinger gespreizt werden. Unter Praktikern und Praktikerinnen wird er allgemein als der „Große Auslöscher" bezeichnet, da er die Fähigkeit hat, von Schmerzen, Angst und akuten Zuständen zu befreien.

Nutzen: Di 4 ist ein wichtiger Punkt für das sogenannte „Auslöschen". Er soll Schmerzen lindern und die Muskeln entspannen können. Er kann den Dickdarm regulieren, sei es bei Verstopfung oder bei Durchfall. Er ist gut für die Zunge (mildert Steifheit der Zunge), öffnet und erhellt die Augen, befreit die Nase und beruhigt den Geist. Traditionellerweise wird er zum allgemeinen Wohlfühlpunkt erklärt und für akute Probleme im Oberkörper, wie Kopfschmerzen, die ersten Anzeichen einer Erkältung oder einer verstopften Nase.

Warnhinweis: *Benutzen Sie diesen Punkt nicht bei einer Schwangeren, denn er wird mit einem starken Abwärtsfluss der Energie in Verbindung gebracht und kann Uteruskontraktionen hervorrufen. Es ist ein Punkt, der während der Wehen die Geburt auslösen soll.*

Dünndarm 3 (Dü 3 – Houxi)

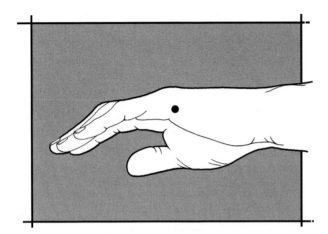

Abbildung 5.2

Ort: Wenn Sie eine lockere Faust machen, liegt der Punkt in der Furche genau hinter dem Knöchel des kleinen Fingers, an der Grenze zwischen heller und dunkler Haut.

Name: Der chinesische Name dieses Punktes bedeutet „Rückenstrom", da er in Zusammenhang steht mit der Entlastung des Rückens und der Entspannung der Muskulatur, besonders im oberen Teil des Rückens und im Nacken.

Nutzen: Der Punkt wird für akute Muskelsymptome im oberen Rücken und Nacken empfohlen, wie zum Beispiel einem steifen Hals, Kopfschmerzen oder Rückenschmerzen. Er kann bei Hypertonus der Finger und Arme eingesetzt werden. Er ist auch angezeigt bei Verlust der Stimme nach einem Schlaganfall. Auf der mentalen Ebene soll er die Gedanken zur Ruhe bringen und bei unruhigem Schlaf helfen, der durch Träume gestört wird. Da er der Energie zu einem freieren Fließen den Rücken hinauf zum Gehirn verhilft, wird er manchmal benutzt – entweder allein oder in Kombination mit anderen Punkten – um jemanden zu unterstützen, der Schwierigkeiten zu bewältigen hat (Maciocia, 1989).

Dreifacher Erwärmer 4 (3E 4 – Yang Qi)

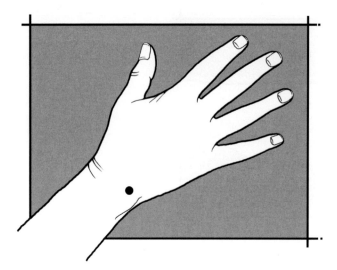

Abbildung 5.3

Ort: Die Handfläche zeigt nach unten; ziehen Sie nun eine Linie vom Punkt zwischen dem Ringfinger und dem kleinen Finger bis zur Falte des Handgelenks. Der Punkt liegt in einer Furche genau vor dem knöchernen Vorsprung.

Name: Sein Name „Yang Qi" bezieht sich auf seine Bedeutung als Ort der Quelle, an der man zum ursprünglichen *Qi* Zugang hat.

Nutzen: Dieser Punkt wird benutzt, um Muskeln zu entspannen, und er ist wichtig, um die Energie zu steigern. Sein Einsatz wird für alle „chronischen Krankheiten" empfohlen, „wenn die Nieren unzureichend arbeiten und die Energie eines Menschen stark geschwächt ist" (Maciocia, 1989, S. 439).

Perikard 6 (Pe 6 – Neiguan)

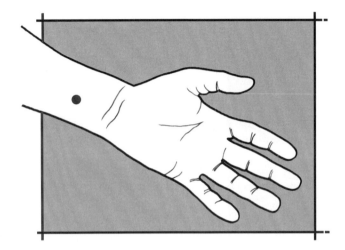

Abbildung 5.4

Ort: Auf der Innenseite des Unterarms, etwa 5 cm über der Handgelenksfalte, zwischen den Sehnen (musculus palmaris longus und musculus flexor carpi radialis).

Name: Der Name „Innerer Pass" oder „Inneres Passtor" bezieht sich auf den Ort des Punktes auf der Innenseite des Arms und seine Verbindung zu einer tieferen Bahn.

Nutzen: Dieser Punkt soll den Geist beruhigen und Herz und Gehirn freimachen. Er ist hilfreich, wenn es darum geht, das rebellierende Magen *Qi* nach unten umzulenken; er ist deshalb ein Punkt, der üblicherweise bei Übelkeit eingesetzt wird. Eine Reihe von Studien zur Linderung von Übelkeit haben den Einsatz von Akupressur und Akupunktur an diesem Punkt untersucht und festgestellt, dass er bei postoperativer Versorgung und bei Chemotherapie wohltuend wirkt, wobei aber oft darauf hingewiesen wird, dass besser geplante Studien und eine größere Zahl von Versuchen folgen sollten (Chao et al., 2009).

Perikard 8 (Pe 8 – Lao gong)

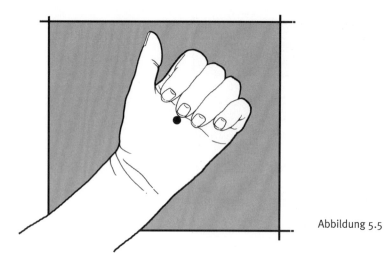

Abbildung 5.5

Ort: Um diesen Punkt im Zentrum der Handfläche zu finden, schließen Sie die Hand zu einer lockeren Faust bis die Fingerspitzen auf der Handfläche ruhen. Die Spitze des Mittelfingers berührt dann Perikard 8.

Name: Der Name des Punktes, „Palast der Mühsal", weist auf seine Nützlichkeit nach jeder Art von längerer Anstrengung hin.

Nutzen: Dies ist einer von neun Punkten zur Wiedergewinnung von Energie. Er wird benutzt, um Bewusstsein wiederzuerlangen und den Geist zu beruhigen. In Bezug auf lokale Effekte kann er die Steifheit in den Fingern reduzieren.

Fingerspitzen

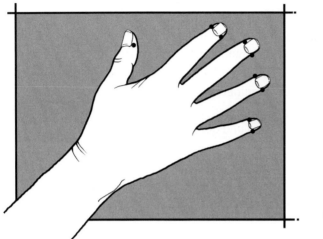

Abbildung 5.6

Ort: Die meisten Fingerspitzenpunkte liegen an der Basis der Nägel. Halten Sie die Finger der empfangenden Person an beiden Seiten des Nagels (an den gezeigten Punkten) zwischen Ihrem Daumen und Zeigefinger – das erleichtert die Behandlung.

Nutzen: Die Punkte an den Fingerspitzen sind deshalb von Bedeutung, da bei ihnen Meridiane beginnen oder enden. Sie können daher eine starke Wirkung auf den Fluss der Energiepfade den Arm hinauf oder hinab haben. Man sagt, alle Punkte an den Fingerspitzen haben einen Einfluss auf den Kopf und das Gehirn und sollten eingesetzt werden, wenn der Geist beruhigt und „Ärger" beseitigt werden soll. In einem Pflegeheim oder Krankenhaus könnte man diesen Ärger an störenden Verhaltensweisen, Aufregung bei gewissen Handlungen oder depressivem Verhalten erkennen.

Fingerpunkte können auch lokal benutzt werden, um Schmerzen, Steifheit oder Tremor zu verringern. Im Einzelnen haben Punkte an den Fingerspitzen folgende Effekte:

› Der kleine Finger ist für die Augen gut. Zusätzlich ist er angezeigt bei „vor Kälte zittern" (Ellis, Wiseman und Boss, 1991, S. 177), was bei älteren Menschen nützlich sein kann. (Die Punkte an der Fingerspitze sind der „Dünndarm 1" an der äußeren Seite des Nagelbettes und „Herz 9" an der inneren Seite des Nagelbettes.)

› Der Ringfinger hilft den Ohren und der Zunge, und er hilft dabei, sich zu entspannen. (Der Punkt an der Fingerspitze ist „Dreifacher Erwärmer 1".)

› Der Mittelfinger hilft der Zunge. (Der Punkt an der Fingerspitze ist „Perikard 9".)

› Der Zeigefinger hilft den Ohren und befeuchtet die Kehle. (Der Punkt an der Fingerspitze ist „Dickdarm 1".)

› Der Daumen beruhigt den Geist, mildert Angst und verringert Schmerz. Ein Baby weiß intuitiv, was es tut, wenn es am Daumen nuckelt. Das Baby weint, wenn es hungrig ist, aber es nuckelt am Daumen, um in einer selbstberuhigenden Maßnahme diesen Punkt zu stimulieren. (Der Punkt an der Daumenspitze ist „Lunge 11".)

Verweilen Sie an einem Punkt

Neulinge auf dem Gebiet der Berührung fragen immer: „Wie stark soll ich drücken?" Sie bekommen Ihre Antwort, wenn Sie sich ansehen, mit wem Sie arbeiten. Ältere Menschen und Kinder benötigen keinen starken Druck und mögen ihn auch nicht. Aber sie brauchen auch gar nicht „fest" zu drücken, um einen wohltuenden Effekt zu erzielen. Druck ist ein „äußerer" Effekt. Wenn man aus einer „inneren" Perspektive heraus arbeitet, ist wenig Mühe damit verbunden. Eine befriedigendere Reaktion entsteht durch Vertrauen und die Fähigkeit zu fokussieren und nicht so sehr durch ein physisches Bemühen.

Wie der Kranich, der auf einem Bein steht und wartet, dass der Fisch erscheint, werden auch Sie wissen, was zu tun ist, wenn der Augenblick da ist. Halten Sie am Anfang einfach einen Punkt und machen Sie sich bewusst, was Sie dort empfinden und fühlen. Ist er warm, kalt, hart oder weich? Verändert er sich, während Sie ihn halten? Welcher Punkt scheint den „Wunsch" zu haben, länger oder noch einmal gehalten zu werden? Lassen Sie sich von Ihren Sinnen führen. Sehen Sie mit Ihren Fingern; fühlen Sie mit Ihren Augen.

Tröstende Berührung besteht sowohl aus Bewegung als auch aus Stille; beides ist eine notwendige Ergänzung für eine harmonische Wirkung. Denken Sie daran, wie wichtig die Pause in der Musik ist oder die Ruhe der Nacht nach einem geschäftigen Tag. Wenn Sie Berührung einsetzen, ist Bewegung der bewusstere (*yang*) Ausdruck von Fürsorge, Stille hingegen bietet Unterstützung und ist ihrer Natur nach unterbewusst (*yin*). Sie werden unterschiedliche Effekte haben, aber beide haben ihren eigenen Wert.

Ein Kursteilnehmer erzählte ein Beispiel dafür, wie wichtig Verbundenheit durch Stille sein kann: „Letzte Woche demonstrierte die Kursleiterin die Technik an mir", sagte er. „Sie machte eine Pause während des Unterrichts, um die Klasse anzusprechen, und ließ dabei ihre Hände auf meinen Schultern ruhen. Wann immer ich mich in der darauffolgenden Woche gestresst fühlte, erinnerte ich mich an ihre Hände auf meinen Schultern und entspannte mich völlig." Dies ist eine dieser gefühlten Erinnerungen, die eine lange Zeit gegenwärtig sein können.

Eine andere Frage, die auftaucht, lautet: „Wie lange sollte ich den Punkt halten?" Eine allgemeine Richtlinie liegt irgendwo zwischen einer und drei Minuten. Wissenschaftler, die den Einsatz von Akupunktur untersuchten, um Menschen zu helfen, die unter Erschöpfung durch Chemotherapie litten, berichteten über einen signifikanten Effekt, wenn mit jedem der Punkte einer Behandlungsanordnung etwa drei Minuten lang gearbeitet wurde. Teilnehmer und Teilnehmerinnen wendeten die Akupressur bei sich selbst an und wurden aufgefordert, bei dem Punkt so lange zu verharren, bis sie eine *Qi*-Reaktion verspürten, die man an einem Kribbeln, an Wärme oder möglicherweise an keinem Anzeichen erkennen konnte (Zick et al., 2011). Die Wissenschaftler benutzten Stoppuhren; Sie aber sollten sich auf Ihr Gefühl dafür verlassen, was in diesem Augenblick für Sie und die empfangende Person richtig ist.

Die Leute sagen gern, sie hätten „keine Zeit" irgendetwas zu tun, und hier ist die Möglichkeit, sich mit etwas zu beschäftigen, das nicht viel Zeit kostet. Dennoch werden Sie vielleicht überrascht sein, wie lang eine Minute zu sein scheint, wenn Sie fokussiert sind. Es ist, als ob die Zeit sich verlangsamt. Ein ausgedehntes Gefühl für Zeit ist etwas, das Ihnen zugutekommen kann, besonders wenn es eine wirkliche Veränderung gegenüber dem üblichen Stress und dem Gefühl, sich immer gehetzt zu fühlen, bedeutet.

Ihre strahlende Hand

Denken Sie daran, dass Ihre Hände ganz allgemein eine Quelle strahlender Energien sind – Wärme, Bewegung, Elektromagnetismus und *Qi*. Wie wir in Kapitel 4 erläutert haben, kann der konzentrierte Einsatz von Berührung die Energien verändern, die Ihren Händen entströmen, und dabei ihre Frequenz und Amplitude (Stärke) verbessern und so zu einem durchschlagenderen Effekt führen. Die Dynamik von Körper – Energie – Geist ist ein wichtiger Teil dieser Gleichung, da die Energie nicht durch technische Fertigkeiten erzeugt wird, sondern durch größeres Mitgefühl.

Berührung teilen

Manchmal ist weniger mehr

Nach einer Lehrsitzung war Mary sehr begierig, die Anleitung für Handmassage an ihrer Großmutter zu erproben. Frau T. lebte auf einer Station für Demente, war bettlägerig und war nicht mehr fähig zu sprechen. Es gab ein merkwürdiges und beunruhigendes Verhalten, das Mary zu beeinflussen hoffte. Wenn Frau T. im Bett lag, hob sie ihren Kopf vom Kissen hoch und hielt ihn in dieser Position. Wenn ihr ein weiteres Kissen unter den Kopf gelegt wurde, hob sie nach einer Weile wieder den Kopf von diesem Kissen hoch. Es war quälend, dies zu beobachten, da man sich leicht die Spannung vorstellen konnte, die in ihrem Nacken entstand.

Mary ging mit der Massagetherapeutin auf die Pflegestation, um zu üben. Ihre Großmutter lag im Bett, den Kopf vom Kissen erhoben. Mary sah besorgt auf ihre Großmutter. Die Therapeutin ermunterte Mary, sich kurz selbst zu zentrieren und eine neutrale Geisteshaltung einzunehmen, die sich mehr auf die Interaktion konzentrierte als auf ein Ergebnis.

Frau T.s Arme und Hände waren leicht zugänglich, also begann Mary, sanft an ihrem Arm herabzustreichen, um die Bewusstheit auf die Hand zu lenken. Danach führte sie die Massage Richtung Hände und Finger aus. Ermutigt durch die Therapeutin fokussierte sie darauf, den Dünndarm 3 Punkt zu halten, der sich an der rosigen Seite der Hand befindet. Von diesem Punkt, „Dem Hinteren Wasserlauf", sagt man, er helfe der Energie, in den Rücken zu fließen, besonders in den oberen Rückenbereich und den Nacken. Mary hielt diesen Punkt ruhig und beobachtete dabei ihre Großmutter.

Nach ein paar Minuten begann Frau T. sich zu entspannen und ließ ihren Kopf auf das Kissen herabsinken. Mary lächelte und blickte zur Massagetherapeutin hinüber, die sie anleitete, zu dem miteinander geteilten Augenblick zurückzukehren. Aufregung, selbst wenn sie „positiv" ist, kann Sie aus dem Augenblick herausnehmen und den Energiefluss unterbrechen.

Frau T.s Kopf kam wieder hoch, aber nur für einen kurzen Moment, und sank dann wieder auf das Kissen. Sie ruhte so eine Weile, bis die Familie ihrer Zimmermitbewohnerin laut eintrat, und sie sich wieder versteifte. Aber ihre Enkelin blieb beharrlich und schließlich lehnte Frau T. sich wieder zurück und schien einzuschlafen. Mary war glücklich darüber, ein Mittel zu haben, um das Leiden ihrer Großmutter abzumildern, und sie sagte, sie würde ihr weiterhin die Hände massieren, wann immer sie sie besuchte.

Die innere Praxis

Die Haut scannen

Sie können dies an sich selbst erproben, aber es ist aufschlussreicher, wenn Sie es bei einer anderen Person ausprobieren, die Ihnen ein Feedback geben kann. Halten Sie Ihre Hand in der Luft, gerade über der Oberfläche der Haut, über einem leicht zugänglichen Bereich, wie dem Arm, Rücken oder einem Bein. Lassen Sie Ihre Handfläche langsam über der Ebene der Haut schweben, ohne den Körper zu berühren.

Während Sie dies machen, stellen Sie sich vor, die Poren seien wie Luftschächte und gäben Ströme unterschiedlicher Qualität von sich, wie zum Beispiel Wärme, Kühle, ein Kribbeln oder ein Pulsieren. Dies ist die Energie auf der Körperoberfläche, die die Muskeln und die Haut erwärmt und Ressourcen für Bewegung bereitstellt. Wenn jemand eine akute Krankheit hat, wie zum Beispiel Grippe, wird ein Teil dieser Oberflächenenergie in tiefere Lagen geleitet, um das Innere zu schützen, was zu Muskelschmerzen und Schwäche führt. Wer hat so etwas nicht schon einmal erlebt? Wenn die Krankheit geheilt ist und die Energie in vollem Umfang zurückkehrt, werden die Muskelfunktionen wieder normal.

Achten Sie, während Sie die Haut scannen, genau auf alle unterschiedlichen Empfindungen, die Sie wahrnehmen. Gibt es einen Bereich, zu dem Sie sich stärker hingezogen fühlen? Gehen Sie zu diesem Bereich und fokussieren Sie sich dort für einige Augenblicke auf diese Empfindungen. Beobachten Sie, ob es Veränderungen gibt.

Sie könnten die Empfängerin fragen, was sie in diesem Bereich fühlt und wie sie das, was sich da vollzieht wahrnimmt, während Sie Ihre Hände darüber halten. Dann legen Sie mit Erlaubnis der Empfängerin Ihre Hände in diesem Bereich auf den Körper; beobachten Sie wieder, was Sie fühlen und empfinden, wenn Sie die Hände entspannen und den Bereich halten. Fragen Sie die Empfängerin nach ihren Wahrnehmungen.

Kapitel 6: Bevor Sie beginnen

Die „Goldstandards" der Praxis beachten

Als menschliche Wesen und fürsorgende Personen lernen wir früh, dass es keine perfekte Gesundheit gibt, nicht die eine richtige Antwort und auch keine magische Therapie, die für alles und jeden verwendet werden kann. Alles, was wir tun, hat Nutzen und Risiken. So sanft sie auch ist und so wohltuend sie sein mag, Massage muss doch mit Vorsicht eingesetzt werden. In einigen Fällen mag es kontraindiziert sein, Massage anzubieten, wenn man den aktuellen Gesundheitszustand des Empfängers oder seine momentanen Symptome betrachtet.

Einige Menschen wenden sich ergänzenden und alternativen Therapien zu – zum Beispiel Heilkräutern und Nahrungsergänzungsstoffen – und setzen sie auf eigene Faust ein. Manchmal machen sie das, ohne die Therapie oder die Wirkungskraft der Behandlung zu kennen. Oft gibt es keine professionelle Beurteilung von Praktikern oder Fachleuten zur physischen, energetischen oder psychologischen Wirkung der Therapien. Für einen integrativen Ansatz ist es aber sehr wichtig, sich nicht nur auf Symptome zu konzentrieren, sondern die individuelle Ganzheit von Körper – Energie – Geist anzusprechen. Denn dort befindet sich die Quelle des Heilens.

Um sich aus der Haltung des passiven Empfängers der Gesundheitsfürsorge zu lösen und zu jemandem zu werden, der aktiv mit einbezogen wird, erfordert es Ausbildung und Training. Dazu gehört die Information aus verlässlichen Quellen. Risiken und Nutzen jeder Behandlung sollten abgewogen werden. Die richtige Mischung aus Ziel, Wissen, fachlicher Anleitung, Zusammenarbeit, Intuition, Respekt und praktischer Erfahrung ist notwendig, um alle Elemente zusammenzuführen und somit die Grundlage für effektive, integrative Fürsorge zu bilden.

Die folgenden Richtlinien bieten wichtige Einblicke und Anleitungen, um Massagetherapie als Teil eines integrativen Fürsorgeplanes einzusetzen. Das Material spiegelt die Sichtweise von Fachleuten in diesem Bereich wider und zielt darauf ab, sichere und effektive Massage anzubieten. Medizinische Fachleute werden durch Forschung, Pflegestandards und Praxisvorschriften angeleitet. Andererseits sollte das Rahmenwerk einer effektiven Behandlung an die individuellen Bedürfnisse angepasst werden, ohne die Pflegestandards aus den Augen zu verlieren. In den vorangegangenen Kapiteln haben wir Informationen zusammengestellt, die aus akademischen und medizinischen Arbeiten zum Nutzen der Berührung stammen. Im Folgenden finden Sie Pflegestandards, die auch Warnhinweise beinhalten, mit denen Sie sich unbedingt vertraut machen sollten, bevor Sie anfangen Massage einzusetzen!

Pflegestandards

Der in diesem Buch beschriebene Einsatz von Berührung hat die tröstende Berührung zum Ziel. Wenn die empfangende Person alt, gebrechlich oder krank ist, besteht der erste Schritt **vor** der Verwendung dieser Technik darin, sich mit dem medizinischen Fachpersonal zu beraten, das für den Pflegeplan zuständig ist. Jede einzelne Person in den Untersuchungen und praktischen Beispielen, die in diesem Buch beschrieben werden, hatte zuvor die Genehmigung von medizinischen Fachleuten erhalten, bevor Massage oder Berührung angewendet wurde. *Dies ist ein sehr wichtiger Schritt, der sicherstellt, dass Massage angemessen angewendet und dabei der Gesundheitszustand des Patienten berücksichtigt wird, so dass die Behandlung angemessen durchgeführt werden kann, um eine tröstende Pflege zu garantieren.*

Im gesamten Prozess von Gesundheit, Heilen und dem Ermöglichen optimaler Lebensqualität erweitert die integrative Medizin den Kreis der Pflegenden – er umfasst Familie, Freunde, Patienten, Ärzte, Krankenschwestern und integrative Praktiker, wie z. B. Massagetherapeuten. Wenn Sie Teil des integrativen Teams werden, sollten Sie sich fachgerechte Anleitung holen und Pflegestandards beachten. Es gibt eine Reihe von Faktoren, die berücksichtigt werden müssen, wenn Sie Menschen beruhigende Massage anbieten, die verschiedene Therapien und Medikamente erhalten und Symptome aufweisen, die ihr tägliches Leben beeinträchtigen. Entscheiden Sie nicht alleine und gehen Sie nicht ohne Unterstützung und Anleitung vor! Mitglieder eines Gesundheits-Fürsorgeteams arbeiten oft eng zusammen, um die Pflegeziele zu bestimmen, Strategien für die Pflegeversorgung zu erarbeiten und ein Team zusammenzustellen, das am besten zu den Bedürfnissen des kranken Menschen passt. Da sich Vorschriften und Standards ständig ändern, ist es unabdingbar, sich mit den Fachleuten, die Teil Ihres Teams sind, zu beraten.

Standards der Massagetherapie-Praxis

Professionelle Massagetherapeuten absolvieren eine Ausbildung und müssen eine Prüfung ablegen. Sie nehmen regelmäßig an weiteren Fortbildungskursen teil und werden Mitglied in Berufsverbänden, um sich fortzubilden. Genehmigungsbehörden für Massagetherapie und Berufsorganisationen entwerfen Praxisstandards und Verhaltenskodizes. Die Pflegenden – seien es Familienangehörige oder nicht geprüfte Praktiker in der Gesundheitsfürsorge – sind zwar nicht an diese Standards gebunden und haben in der Regel keine Ausbildung für Massagetherapie abgeschlossen, aber sie sollten doch wichtige Standards kennen und sich alle erdenkliche Mühe geben, sich an die professionellen Empfehlungen zu halten.

Kontraindikationen und Vorsichtsmaßregeln

Die wichtigste Grundvoraussetzung bei Massagetherapie ist die Kenntnis der Vorsichtsmaßregeln und Kontraindikationen. Bestimmte Gegebenheiten verlangen einen vorsichtigen Einsatz von Massage, um Schaden zu vermeiden. Dazu kann gehören, Massage in bestimmten Bereichen des Körpers zu vermeiden, nicht zu tief zu arbeiten oder bestimmte Massagetechniken auszulassen. Kontraindikationen sind Faktoren, die bei einem bestimmten Gesundheitsstatus und der gegenwärtigen Verfassung eines Empfängers eine Anwendung von Massage nicht ratsam erscheinen lassen. Wenn Massage nicht angezeigt ist, sollten Alternativen in Betracht gezogen werden, wie zum Beispiel die Berührung ohne Bewegung, aufmerksame Gegenwart oder andere Wege, um Trost zu spenden.

Die folgende Aufstellung von Zuständen und medikamentösen Behandlungen, die Alternativen oder Anpassungen der Massageanwendung notwendig machen, ist nicht vollständig, gibt aber einen Teil der gegenwärtigen Standards wieder, an die ausgebildete Therapeuten sich halten müssen. Obwohl Sie selbst nur leichte Berührung verwenden werden, keine vollständige Körpermassage vornehmen und nur mit ärztlicher Zustimmung arbeiten, werden diese Kenntnisse Ihnen dabei helfen, ein geschultes Mitglied des Teams zu sein. Die Standards verändern sich, wenn es neue wissenschaftliche Erkenntnisse gibt, und die Fachleute, mit denen Sie arbeiten, sollten mit den allerneuesten Richtlinien vertraut sein. Es ist auch hilfreich, diese Richtlinien zu kennen, wenn man selbst eine professionelle Massage erhält.

Kontraindikationen

Unter den folgenden Umständen ist Massagetherapie kontraindiziert und sollte nicht angewendet werden.

> *Blutungen oder Blutungsstörungen*
> Bei Menschen mit Blutungsstörungen besteht durch Massage das Risiko weiterer Blutungen und Quetschungen. Wenn die Person aktiv blutet oder die Zahl der Blutplättchen, die für die Blutgerinnung verantwortlich sind, unter 10.000 pro Mikroliter liegt, vergrößert sich das Risiko einer Verletzung und weiterer Schäden, und Massage sollte deshalb unterbleiben. Wenn die Plättchenzahl zwischen 10.000 und 50.000 liegt, kann eine sehr leichte Berührung ohne Druck oder Kneten trotzdem eine Möglichkeit der Berührung sein, aber nur, wenn man dafür die ärztliche Genehmigung erhalten hat.

> *Blutgerinnsel / Thrombose*
Es kommt zwar in den Armen und Händen nicht oft vor, aber wenn jemand dort ein Blutgerinnsel hat, sollte Berührung oder Massage ganz und gar unterbleiben. Wenn ein Blutgerinnsel in den Beinen besteht, brauchen Sie unbedingt die Genehmigung eines Arztes!

> *Fieber*
Fieber ist ein Anzeichen dafür, dass der Körper sich bemüht, eine Infektion oder Entzündung zu bekämpfen. Massage regt die Blutzirkulation an und stört das Bemühen des Körpers, die Infektion abzuwehren oder eine Reaktion auf die Entzündung aufzubauen. Die Massage sollte deshalb aufgeschoben werden, bis das Fieber verschwunden ist.

> *Knochenbrüche*
Massage über Knochenbrüchen kann die Schmerzen verstärken und birgt zusätzlich das Risiko weiterer Verletzungen, wenn Druck ausgeübt wird.

> *Infektionen*
Eine Infektion ist eine starke Herausforderung für das Immunsystem, das eine Reaktion aufbaut, um die Infektion zu bekämpfen. Eine durch Massage erhöhte Blutzirkulation in der Haut stört den Körper dabei, die Infektion abzuwehren und ist daher nicht ratsam.

> *Entzündungen*
Entzündungen verursachen Rötungen, Schwellungen und Hitze im betroffenen Bereich. Sie können auf einen Bereich begrenzt sein, wie die Haut oder ein Gelenk, oder sie können den ganzen Körper betreffen. Massagetherapie verstärkt die Rötung, Hitze und Blutzirkulation, indem sie mehr Blut in den massierten Bereich leitet. Das führt zu weiteren Schwellungen und Entzündungen, so dass von einer Massage über einem entzündeten Körperbereich unbedingt abzuraten ist.

> *Lymphödeme*
Schwellungen, die durch die Entfernung von Lymphknoten oder durch eine unsachgemäße Lymphdrainage verursacht werden, können einen Arm betreffen. Bei einem akuten Lymphödem darf nicht massiert werden. Nur

eine Lymphdrainage durch eine fachlich qualifizierte Person kann dies aufgrund einer ärztlichen Verordnung behandeln.

> *Wucherungen (gut- oder bösartig)*

In Bereichen von Tumoren, Wucherungen, Krampfadern oder Hernien sollte nicht massiert werden, da das Gewebe an diesen Stellen gefährdet ist.

> *Schmerzen*

Menschen mit unkontrollierten Schmerzen, die nicht in den Griff zu bekommen sind, sollten keine Massage erhalten. Die Behandlung ihrer Schmerzen steht an erster Stelle und der Einsatz von Massage würde während solch einer Krise nicht von Nutzen sein.

> *Hautverletzungen*

Stellen mit Ausschlägen, Wunden, frischen Narben oder Operationswunden, Prellungen, Verbrennungen, Blasen und anderen Hautverletzungen sollten nicht massiert werden.

> *Unkontrollierte Symptome*

Schwerwiegende Symptome, die nicht unter Kontrolle sind, haben Priorität und sollten zuerst unter Kontrolle gebracht werden, bevor Massage angeboten wird. Massagetherapie wäre während einer Krise, in der die Symptome Störfaktoren sind, nicht von Nutzen. Aber über die Standardbehandlung hinaus kann Massage sehr effektiv sein und dazu führen, dass die Dosierung von Medikamenten gesenkt werden kann oder dass diese weniger oft eingesetzt werden müssen, um die Symptome zu reduzieren.

Vorsichtsmaßregeln

Unter den folgenden Umständen kann Massage Anwendung finden, wenn Vorsichtsmaßregeln getroffen werden, nachdem man die ärztliche Zustimmung erhalten hat.

> *Blutungen oder Blutungsstörungen*
> Menschen mit weniger als 50.000 aber mehr als 10.000 Blutplättchen pro Mikroliter neigen zu Blutungen und Blutergüssen. Wenn die Zahl der Blutplättchen niedrig ist, steigt das Verletzungsrisiko und unter Umständen die Gefahr noch größeren Schadens; bedenken Sie aber, dass Sie eine Handmassage durchführen, die fast immer eine sichere Praxis ist. Die Berührung sollte leicht sein und mit besonderer Vorsicht ausgeführt werden. Wiederholtes Klopfen oder Druck sollten vermieden werden. Wenn eine Person tatsächlich blutet oder die Blutplättchenzahl unter 10.000 liegt, ist Massage kontraindiziert und sollte nicht ausgeführt werden.

> *Kachexie / Auszehrung*
> Abmagerung durch Krankheit oder das Unvermögen zu essen, führt zu Gewichtsverlust und Schwäche. Man sieht sie am häufigsten bei Menschen im Endstadium von Krebs, chronischer Atemwegserkrankung und HIV. Auch Menschen, die eine Krankheit überstanden und stark an Gewicht verloren haben, ertragen Massage möglicherweise nicht gut. Leichtes und ganz oberflächliches Streichen ist vielleicht alles, was schwache und entkräftete Menschen ertragen können.

> *Krebs*
> Tröstende Berührung wird in der Pflege von Krebskranken oft eingesetzt, um Symptome zu mildern. Man sollte jedoch Vorsicht walten lassen. Krebs, der in das Lymphsystem übergegangen ist, schließt möglicherweise den ganzen Bereich des Körpers von Massage aus, der von Krebs befallen ist. Wenn jemand eine Krebsbehandlung durchmacht, ist außerdem weitere Vorsicht angesagt, wenn die Blutwerte schlecht sind oder wenn das Risiko einer Blutung oder Infektion besteht. Möglicherweise gibt der Arzt auch gewisse Vorgaben für den Zeitpunkt der Massage, wenn der Empfänger eine Chemotherapie oder Bestrahlungen erhält. Öl sollte nicht auf bestrahlte

Hautbereiche aufgetragen werden, da dies zu Verbrennungen führen kann. Klären Sie mit dem Arzt die Vorsichtsmaßnahmen ab, bevor Sie anfangen.

› *Chronische Krankheiten*
Chronische Krankheiten wie Diabetes, Asthma oder HIV können zu metabolischen Veränderungen führen, die das Risiko der betroffenen Person für ungünstige Auswirkungen der Massage erhöhen.

› *Bluthochdruck*
Wenn der Blutdruck hoch ist, sollte die Massage auf leichte, oberflächliche Berührung beschränkt werden.

› *Immunschwäche*
Menschen mit Immunschwäche sind anfällig für Infektionen. Massagetherapie kann angeboten werden, wenn sie abgewandelt wird, um ausreichende Sicherheit zu gewährleisten. Schutzhandschuhe sollten oberstes Gebot sein und manchmal ist auch das Tragen eines Gesichtsschutzes zu empfehlen, um den Patienten zu schützen.

› *Implantate*
Medizinische Implantate stören die Durchführung der Massage, besonders wenn sie sich in Körperbereichen befinden, die Sie berühren wollen. Über implantierten Schläuchen oder anderen Hilfsmitteln darf nicht massiert werden, da das Gewebe in diesem Bereich möglicherweise verletzt werden könnte. Es ist auch Vorsicht geboten, wenn Sie die umliegende Haut massieren, damit es nicht zu Verletzungen kommt. Medizinische Hilfsmittel, die nicht implantiert sind, sollten komplett umgangen werden, und Sie sollten darauf achten, das betreffende Hilfsmittel nicht zu verschieben.

› *Krankheiten des Nervensystems*
Bei neurologischen Störungen reagiert der Empfänger unter Umständen äußerst sensibel auf Berührung, und die Schmerzempfindlichkeit kann gesteigert sein. Nervenschmerzen fühlen sich wie ein Brennen an oder wie ein ausstrahlender Schmerz, der sehr schwer zu lindern ist. Die Massage kann abgewandelt werden, indem ein gewisses Streichen ausgeführt wird, das den Schmerz nicht erhöht. Wenn die Berührung der Haut Schmerzen

verursacht, ist dies ein wichtiger Hinweis, dass Massage für diese Person nicht die richtige Therapie ist.

> *Osteoporose*

Osteoporose verursacht spröde Knochen, die leicht brechen können. Wenn es Hinweise für Osteoporose gibt, ist es kontraindiziert, über Knochen Massage anzuwenden. Die Massagetherapiebewegungen sollten auf leichtes, oberflächliches Streichen beschränkt sein, ohne dabei Druck auf die darunter liegenden Knochen auszuüben.

> *Schwangerschaft*

Schwangere Frauen sollten vor allem im ersten Drittel der Schwangerschaft keine Tiefenmassage erhalten und der Bauchbereich sollte gemieden werden. Auch einige Meridianpunkte sollten ausgelassen werden, einschließlich des „Dickdarm 4" Punktes auf der Hand (siehe S. 81f.).

> *Schwellungen*

Schwellungen oder Ödeme sind Anlass zur Sorge. Vor der Massage sollte die Art der Schwellung von einem Arzt diagnostiziert werden. Eine Schwellung, die durch eine Verletzung entstanden ist, muss anders behandelt werden, als eine Schwellung, die durch eine Herzkrankheit oder eine lymphatische Störung verursacht wurde. Im Wesentlichen sollte das Ziel der Massage nicht darin liegen, die Flüssigkeit aus der Schwellung herauszudrücken oder die Schwellung abzumildern.

> *Krankheiten lebenswichtiger Organe*

Krankheiten, die lebenswichtige Organe wie Herz, Gehirn, Lunge oder Leber betreffen, erfordern einen vorsichtigen Massageeinsatz. Diese Krankheiten haben wesentliche Auswirkungen auf den Körper, und sie können bei einer Massage negative Effekte auslösen und es dem Empfänger unmöglich machen, sich bei der Massage wohlzufühlen. Menschen mit einer Herz- oder Lungenkrankheit können bspw. kurzatmig sein oder schnell kurzatmig werden. Menschen mit Herzkrankheiten berichten vielleicht von Schmerzen in der Brust oder haben Schwellungen an den Händen, Füßen und dem unteren Rückenbereich. Menschen mit Gehirnerkrankungen leiden möglicherweise unter Stimmungsschwankungen oder neigen zu

Schlaganfällen. Menschen mit Lebererkrankungen oder Gelbsucht können ebenso einen labilen Gemütszustand aufweisen, oder sie berichten bspw. von Juckreiz. Sie sollten all diese Symptome berücksichtigen, da sie die Wirkung der Massage negativ beeinflussen können.

Medikamente

Auch die Wirkung einiger Medikamente kann ein Risiko bei der Massagetherapie sein. Wir führen im Folgenden einige der am häufigsten eingesetzten Medikamente auf, die eine Massage stören und Modifizierungen notwendig machen können.

> *Blutverdünner*

Blutverdünnende Medikamente erhöhen das Risiko von Blutungen. Mit der Erlaubnis eines Arztes können Sie eine leichte Massage ausüben, wenn das Blutungsrisiko gering ist.

> *Schmerzmittel*

Schmerzmittel verringern die Schmerzwahrnehmung. Daher sollte eine Massage leicht und oberflächlich sein.

> *Chemotherapie*

Chemotherapie und Bestrahlung können störend auf die Massage wirken. Abhängig vom Zeitpunkt und den Auswirkungen von Chemotherapie und Bestrahlung kann Massage kontraindiziert sein. Bevor Massage angewendet wird, ist unbedingt die Erlaubnis des Arztes einzuholen.

> *Sedativa*

Medikamente, die beruhigen oder benommen machen, stören ebenfalls die Massage. Wenn die empfangende Person nicht reagieren oder ein Feedback geben kann, darf die Massage nur leicht und oberflächlich sein. Es ist für die gebende und die empfangende Person vielleicht zufriedenstellender, wenn die Massagesitzung zu einem Zeitpunkt eingeplant wird, an dem das Beruhigungsmittel nicht seinen Wirkhöhepunkt hat.

› *Antidepressiva*
Antidepressiva können ähnlich wie Sedativa und Schmerzmedikamente eine beruhigende Wirkung haben. Wenn das der Fall ist, sollte die Massage leicht und oberflächlich sein. Wenn Sie die empfangende Person lagern, sollten Sie daran denken, dass ihr Blutdruck möglicherweise niedrig ist und Veränderungen ihrer Position unter Umständen ein Schwindelgefühl hervorrufen.

› *Antidiabetika*
Antidiabetika tragen dazu bei, den Blutzuckerspiegel zu senken. Insulin wird in Form einer subkutanen Injektion verabreicht. Um den Blutzucker zu überprüfen, entnimmt man häufig Blutproben aus den Fingerspitzen. Dieses Verfahren lässt die Haut an den Fingerspitzen im Laufe der Zeit verhornen. Die Fingerspitzen können hierbei auch sehr empfindlich werden. Sie müssen also darauf achten, ob die empfangende Person Diabetikerin ist, ob sie häufig ihren Blutzucker misst, wie sie ihn misst, ob das Ergebnis des letzten Tests im normalen Bereich lag, ob sie Antidiabetika nimmt und wie sich das Medikament bei ihr auswirkt. Wenn ihr Blutzucker niedrig ist, kann das Veränderungen in ihrem Bewusstsein hervorrufen, und ihr kann schwindelig werden. Wenn der Blutzucker hoch ist, fällt Ihnen vielleicht auf, dass sie erzählt, sie sei durstig und sie müsse häufig urinieren. Wenn einer dieser Fälle auftritt, steht die Behandlung des Diabetes im Vordergrund und Sie sollten keine Massage durchführen, ohne vorher die Erlaubnis des Arztes erhalten zu haben.

› *Medikamente gegen Übelkeit*
Medikamente gegen Übelkeit mildern den Brechreiz und damit verbundenes Erbrechen. Einige wirken durch Beruhigung und verändern die Wahrnehmung. Eine bequeme Lagerung ist wichtig, wenn der Empfangende Übelkeit verspürt, da einige Positionen das Würgen eher verursachen statt es zu verhindern. Häufige Veränderungen der Lagerung verstärken allerdings auch die Wahrscheinlichkeit von Übelkeit und Erbrechen. Wenn der Empfangende mit dem Kopf erhöht oder auf der Seite liegt, kann das helfen, das Übelkeitsgefühl so gering wie möglich zu halten, und wenn er sich dennoch übergibt, kann er das Erbrochene nicht einatmen. Halten Sie

eine Schale oder ein Handtuch bereit, für den Fall, dass es während der Massage zum Erbrechen oder Würgen kommt.

› *Blutdrucksenkende Medikamente /Antihypertensiva*
Anti-Hypertensions-Medikamente senken den Blutdruck des Empfängers. Massage hat eine entspannende Wirkung und kann ebenfalls den Blutdruck senken. Wenn der Empfänger innerhalb von zwei Stunden vor der Massage blutdrucksenkende Medikamente eingenommen hat, sollten Sie ihm helfen, wenn er sich von der liegenden in eine sitzende Position, oder von der sitzenden in eine stehende Position begibt. Die blutdrucksenkenden Medikamente können einen deutlichen Abfall des Blutdrucks bewirken, wodurch der Empfänger sich schwindelig fühlen oder ohnmächtig werden kann, wenn er seine Position zu schnell verändert.

› *Steroide*
Steroide reduzieren Entzündungen und haben eine immunsuppressive Wirkung. Es ist ratsam, auf gute Hygiene bei den Händen zu achten, um das Infektionsrisiko gering zu halten. Über längere Zeit genommen machen Steroide die Haut empfindlicher und anfällig für Risswunden. Massagebewegungen sollten deshalb leicht und zurückhaltend ausgeführt werden.

› *Diuretika*
Diuretika vergrößern die Menge des ausgeschiedenen Urins, indem sie die Nieren anregen, mehr Blut zu filtern und mehr Urin zu bilden. Diese Medikamente werden am häufigsten Menschen mit Herzkrankheiten verschrieben, um die angesammelte Flüssigkeit zu reduzieren. Wenn sie innerhalb weniger Stunden vor der Massage eingenommen wurden, muss der Empfangende möglicherweise häufiger urinieren. Dies stört den Massageablauf und sollte bei der Planung der Massage berücksichtigt werden. Diese Medikamente senken auch den Blutdruck und können Schwindel verursachen, wenn der Blutdruck zu niedrig wird.

› *Immunsuppressiva*
Immunsuppressive Medikamente werden nach allen Arten von Transplantationen verabreicht, bei Autoimmunstörungen und bei Personen, die Che-

motherapie erhalten. Diese Medikamente vergrößern die Empfänglichkeit für Infektionen. Massage sollte dann vorsichtig und nur mit Erlaubnis des behandelnden Arztes eingesetzt werden.

> *Laxanzien*
Wenn der Empfänger unter Verstopfung leidet, kann er Abführmittel nehmen. In solch einem Fall ist der Zeitpunkt der Massage wichtig. Laxanzien stimulieren die Bewegung des Dickdarms, und die Entleerung des Darms geschieht meistens innerhalb weniger Stunden, nachdem sie eingenommen wurden. Wenn Sie jemanden massieren, der wenige Stunden vorher Abführmittel eingenommen hat, können sie damit rechnen, dass er zur Toilette gehen muss und die Massage unterbrochen wird. Die Medikamente können auch Magenkrämpfe hervorrufen, wodurch ebenfalls das Wohlbefinden des Empfängers während der Massage gestört wird.

Alternativen zur Massage

Wenn man sich an die Vorsichtsmaßnahmen hält, können Massage und Berührung selbst für Menschen mit ernsthaften Erkrankungen sicher und hilfreich sein. Bestandteil jeder Sicherheitseinschätzung sind die Risikobewertung, das Überdenken der Vorsichtsmaßnahmen und Kontraindikationen in Verbindung mit dem Zustand und der gegenwärtigen Behandlung des Empfängers sowie die Diskussion mit seinem Pflegeteam. Eine einfache, leichte Handmassage stellt für die meisten Menschen und die meisten medizinischen Gegebenheiten das geringste Risiko dar. Wie bei allen Behandlungsplänen genießt Sicherheit die höchste Priorität und ist der leitende Gedanke für die Behandlungsarten, die nützlich sind und das Risiko so klein wie möglich halten. In Forschungsarbeiten wird ganz selten von Verletzungen durch Massage berichtet, und meistens geht es dabei um örtlich begrenzten Schmerz oder Unbehagen, um Blutergüsse oder Schwellungen in einem Bereich, in dem Druck entweder zu tief oder zu lange ausgeübt wurde.

Wenn es aus irgendeinem Grund nicht praktikabel ist, Massage einzusetzen, kann man als Alternative die „bewegungslose Berührung" in Betracht ziehen. Wenn sie im Rahmen der therapeutischen Sitzung angewendet wird, „ist Berührung ohne Bewegung nicht eine zufällige oder soziale Berührung, sondern eine sachkundige Berührung mit einer Intention" (Tappan und Benjamin, 1998, S. 102). Das könnte einfaches Händehalten sein oder eine Hand wird nur auf einen Körperbereich gelegt. Obwohl keine Bewegung ausgeübt wird, kann das Auflegen der Hände auf den Körper Wärme hervorrufen und einen beruhigenden Einfluss haben, und es kann möglicherweise die Energie ins Gleichgewicht bringen und eine „persönliche Qualität haben, die nicht leicht zu beschreiben ist" (Kellog, zitiert bei Tappan und Benjamin, 1998, S. 102). Eine Studie verwendete zum Beispiel die „Trost-Berührung", die in einfachem Händeschütteln bestand und dem Tätscheln von Hand, Unterarm und Schulter während einer fünfminütigen sozialen und verbalen Interaktion (Butts, 2001).

Reiki ist in den USA populär und bei dortigen Gesundheitseinrichtungen eine immer stärker akzeptierte Therapie, die oft in die Pflege mit einbezogen und von Krankenschwestern und Praktikern der Gesundheitsfürsorge angewendet wird. Reiki wurde von einem japanischen Buddhisten, Mikao Usui, entwickelt und beinhaltet die Übertragung strahlender Energien durch die Handflächen (*International Center for Reiki Training*, 2011). Die Hände des Praktikers werden auf bestimmte Bereiche des Körpers gelegt, abhängig von den Bedürfnissen des Empfängers. Reiki kann auch mit den Händen über dem Körper, ohne Berührung, angewendet werden, wobei Energie über das Strahlungsfeld, das den Körper umgibt, übertragen wird. Es ist ein sanfter, ausgleichender Ansatz, der Schmerzen mildern (Olson und Hanson, 1997), die Lebensqualität verbessern (Tsang, Carlson und Olson, 2007) und eine vertiefte Bewusstheit der spirituellen Verbundenheit ermöglichen soll (Gallob, 2003). Obwohl Reiki als Ergänzung zur Pflege geschätzt wird, muss seine Bedeutung weiter untersucht werden, um von den Hauptströmungen der Pflege anerkannt zu werden. Ein klinischer Überblick über etwa 205 Studien zu Reiki kam zu dem Schluss, die Beweise seien ungenügend, um es als wirkungsvolle Behandlung zu empfehlen (Lee, Pittler und Ernst, 2008).

„Therapeutic Touch" (Therapeutische Berührung) ist eine energetische Behandlungsform, die von Prof. Dolores Krieger entwickelt wurde und auf verschiedenen alten Praktiken des Heilens beruht. Ihr Kurs, *Frontiers in Nursing*, wurde in den frühen 1970er Jahren entwickelt und wird seitdem am *New York University College of Nursing* und in der ganzen Welt unterrichtet. Das Ziel des Praktikers liegt darin, den Energiefluss des Empfangenden durch und um den Körper herum auszubalancieren. Dies kann ohne körperliches Berühren geschehen oder indem die Hände leicht auf die Schultern, Arme oder Beine gelegt werden. Der Empfangende bleibt angekleidet und die Sitzung dauert nicht länger als 20 Minuten (Pearce, 2010). Therapeutic Touch ist ein wichtiger Bestandteil der ganzheitlichen Pflege, und die Forschung unterstützt ihren Einsatz. Sie wurde im Bereich der Schmerzbehandlung untersucht (Coakley und Duffy, 2010; Smith, Kimmel und Milz, 2010), bei der Wundheilung (Jhaveri et.al., 2008) und in Bezug auf den Einsatz bei Menschen mit Demenz (Woods, Beck und Sinha, 2009). Bei Demenz zeigte sich auch, dass sie Unruhe mildern (Woods, Beck und Sinha, 2009) und störendes Verhalten reduzieren konnte (Hawranik, Johnston und Deatrich, 2008). Diese spezialisierte Form der Berührung ohne Bewegung wird in den USA oft in Krankenhäusern von Krankenschwestern und Massagetherapeuten angewendet.

Ethik

Wenn Sie bei jemandem eine Handmassage durchführen wollen, steht die ethische Praxis bei Ihren Vorüberlegungen wahrscheinlich nicht an erster Stelle; die Prinzipien ethischen Verhaltens können in Ihren Interaktionen mit dem Empfänger jedoch nützlich sein. Zu den grundlegenden ethischen Praktiken gehört es zunächst, sich von der empfangenden Person die Erlaubnis einzuholen, um eine Handmassage ausführen zu dürfen. Wenn Sie die Zustimmung erhalten haben, ist es wichtig, Ihr Vorgehen auf eine Weise zu erklären, die der Empfänger verstehen kann. Wenn die Person dann zustimmt, drückt sie damit aus, dass sie verstanden hat, was ihr gesagt wurde, und dass sie mit Ihrem Plan einverstanden ist.

Wenn die empfangende Person nicht in der Lage ist, verbal zuzustimmen, sollten Sie nach nicht-verbalen Anzeichen der Zustimmung Ausschau halten. Achten Sie auf ein Kopfnicken oder ein Lächeln oder andere Zeichen der Freude. Wenn Sie jedoch kein Familienmitglied sind und der Empfänger geistig beeinträchtigt ist, sollten Sie sich von der Familie des Empfängers oder dessen Pflegebevollmächtigten das Einverständnis einholen. Wenn der Empfänger Unbehagen zum Ausdruck bringt oder seine Hand wegzieht, kann dies ein Hinweis sein, dass er sich nicht wohlfühlt. Niemals sollten sie gegen den Willen der empfangenden Person mit der Massage fortfahren, ganz gleich, ob sie in der Lage ist zuzustimmen oder nicht!

Beobachten Sie während der Sitzung, ob Ihre Massage noch gern angenommen wird oder nicht. Vergewissern Sie sich, ob der Empfangende sich behaglich fühlt und ob Sie Tiefe und Druck auf ihn angepasst einsetzen. Nehmen Sie Veränderungen vor, wenn es notwendig ist, oder beenden Sie die Sitzung. Es ist nützlich, die Körpersprache zu deuten, wenn der Empfänger geistig beeinträchtigt ist oder nur in eingeschränktem Maße kommunizieren kann.

Ein weiterer Pflegestandard betrifft das Schaffen eines sicheren Umfeldes. Ein wichtiger Aspekt ist hierbei, dass Sie sich keiner Infektion aussetzen oder Sie selbst auch keine übertragen! Dazu gehört, dass der Kontakt mit empfindlichen Personen vermieden wird, wenn Sie selbst krank sind, damit die Infektion nicht übertragen wird. In Einrichtungen der Gesundheitsfürsorge wird man von Ihnen erwarten, dass Sie sich an die Richtlinien der Einrichtung halten und persönliche Schutzkleidung tragen, wenn Sie mit den Bewohnern und Bewohnerinnen arbeiten. Das könnten zum Beispiel Handschuhe, Kittel und Gesichtsmasken sein, die Sie anlegen, wenn Sie Räume mit Patienten betreten, die eine ansteckende Krankheit haben oder deren Immunsystem gestört ist.

Das Händewaschen, das wir detailliert in Kapitel 8 „Ablauf einer Handmassage" beschreiben (S. 158ff.), ist die effektivste Handlung, um die Übertragung von Infektionen zu verhindern, und sie sollte ein wichtiger Bestandteil vor jedem Einsatz von Handmassage sein!

Grenzen

Wenn Sie Massage mit einem Menschen teilen, dringen Sie in seine persönliche Sphäre ein, berühren ihn und gehen eine Beziehung ein, die vielleicht mehr Nähe bietet, als ihm lieb ist. Jemandem zu erlauben, eine Massage zu teilen, erfordert eine Anpassung der üblichen interpersonellen Grenzen. Zu diesen Grenzen gehören körperliche, emotionale und kulturelle Barrieren, um nur einige zu nennen. Es gibt eine Vielzahl von Barrieren und Grenzen zwischen den Menschen, von denen einige offensichtlich sind, andere hingegen unbekannt.

Zu den Grenzen gehören sowohl physische als auch psychologische Komponenten. Das Zusammenspiel zwischen physischer Nähe, Wahrnehmungen, interpersonellen Verbindungen und Beziehungen definiert die interpersonellen Grenzen. Zu den physischen Grenzen gehören die persönliche Distanz, der Wohlfühlbereich und die Entfernung zu anderen. Zusätzlich können noch Kleidung und andere Objekte eine Auswirkung darauf haben, welcher Grad von Wohlbefinden erreicht wird. Psychologische Grenzen reflektieren die Persönlichkeit und den Einfluss anderer Menschen, Wertesysteme und kultureller Normen und Praktiken. Emotionale Grenzen bestimmen, wie wir uns bei interpersonellen Kontakten fühlen und wie wir von ihnen beeinflusst werden können (Benjamin und Sohnen-Moe, 2005).

Grenzen helfen, die Identität, Integrität und die Beziehungen zu definieren, und es bestehen immense Unterschiede von einer Person zur anderen. Festzustellen, wo die Grenzen und Ebenen des Wohlfühlens zwischen Ihnen und der empfangenden Person verlaufen, ist ein wichtiger Aspekt der Massage. Eine Möglichkeit, über Grenzen nachzudenken, besteht darin, die eigenen zu klären: Welche Grenzen haben Sie selbst? Sind Sie schüchtern? Halten Sie Augenkontakt, wenn Sie mit jemandem sprechen? Stehen manche Leute zu dicht neben Ihnen oder berühren Sie, wenn Sie nicht bereit sind für eine Berührung? Dann können Sie über die Wahrnehmungen der empfangenden Person nachdenken: Welche offensichtlichen Grenzen gibt es bei der Person, mit der Sie die Massage teilen? Fühlt sie sich mit einem männlichen oder einem weiblichen Gebenden wohler? Beeinflusst Ihr kultureller Hintergrund die Beziehung? Spielt das Alter dabei eine Rolle, wie die Person Ihre Berührung wahrnimmt?

Wenn Sie sich über die Bedürfnisse hinsichtlich der Grenzen eines Menschen nicht sicher sind, können Sie vorsichtig und stufenweise fortschreitend beginnen, wobei Sie die Reaktion der empfangenden Person während Ihrer Tätigkeit laufend einzuschätzen versuchen.

Übertragung

Von „Übertragung" spricht man, wenn der Gebende oder der Empfangende Wahrnehmungen, Gedanke und Gefühle hat, die nicht auf der Realität basieren oder auf Informationen, die wahr sind, sondern auf seiner Projektion. Der Gebende könnte zum Beispiel annehmen, Menschen mit Krebs hätten die ganze Zeit Schmerzen, dann wäre er unglücklich über ihr Leiden. Dies ist eine allgemeine Annahme seitens des Gebenden, die für den Empfangenden unter Umständen nicht zutrifft. Es ist ein Übertragungserleben, das auf Informationen beruht, die keine Basis in der aktuellen Beziehung bei der Massagetherapie hat.

In gleicher Weise kann der Empfangende ein Übertragungserleben haben in Bezug auf die Massage und / oder den Gebenden. Ein häufiges Beispiel hierfür wäre die Annahme des Empfangenden, dass Massage ein sexuelles Erlebnis ist.

In Fällen, wo die Übertragung offensichtlich ist, wird dem Gebenden geraten, vorsichtig mit seinen Gedanken und Vermutungen über den Empfangenden zu sein und angemessene Grenzen und Verhaltensweisen zu wahren. Wenn die Übertragung seitens des Empfangenden eindeutig ist, kann es wichtig sein, seine Erwartungen an das Erlebnis der Massagetherapie zu steuern, indem das Ziel dieser Therapie, nämlich Trost zu spenden, vorab klargestellt wird.

> Berührung teilen

Lernen Sie, sich selbst zu vertrauen

Frau M. ging in die Notaufnahme, da sie Probleme beim Atmen hatte. Die Ärzte stellten schnell eine Lungenentzündung fest. Ihr Alter von 87 Jahren und eine Vorgeschichte mit Herzversagen machten dies zu einer bedenklichen Situation. Nachdem mit der Familie gesprochen worden war, wurde die DNR-Anordnung (*Do Not Resuscitate:* keine Wiederbelebungsversuche) außer Kraft gesetzt, damit ihr vorübergehend ein Tubus eingeführt werden konnte, um zu sehen, ob es Frau M. besser gehen würde, wenn man die Lungenentzündung behandelte. Sie wurde auf die Intensivstation gebracht.

Ihre beiden Töchter waren jeden Tag bei ihr. Wegen des Tubus erhielt Frau M. ein Beruhigungsmittel, damit sie sich wohler fühlte. In Hals, Armen und Beinen waren intravenöse Schläuche für die Versorgung mit Medikamenten angebracht. Die Ärzte identifizierten als Ursache ein hoch ansteckendes Virus, so dass also die Töchter, wenn sie die Mutter besuchten, Handschuhe, eine Gesichtsmaske und einen Kittel anlegen mussten.

Eine der Töchter, Sarah, hatte die Abfolge für die tröstende Berührung gelernt. Sie hatte zu diesem Zeitpunkt aber nicht das Bedürfnis, sie anzuwenden, obwohl sie das Gefühl hatte, es könnte wertvoll sein. Sarah fühlte sich selbst schwach, da sie gerade eine Grippe gehabt hatte. Zusätzlich beunruhigten sie all die Schläuche und sie machte sich Sorgen, dass dieses Mal keine noch so gute medizinische Versorgung ihre Mutter retten würde, die sich in der Vergangenheit oft überraschend schnell wieder erholt hatte.

Sarah akzeptierte die Situation und setzte sich nicht unter Druck. Massage schien ihr jetzt einfach nicht das Richtige zu sein. Sie legte daher einfach ihre Hände auf den Arm und die Hand ihrer Mutter, die keine Schläuche bekommen hatte. Sie und ihre Schwester sprachen mit der Mutter, wenn sie sie besuchten, obwohl diese nicht bei Bewusstsein war.

An einem Nachmittag, eine Woche nach der Einlieferung in das Krankenhaus, war Sarah mit ihrer Mutter alleine im Zimmer. Es bestand keine Klarheit darüber, was mit ihrer Mutter geschehen würde, nur fundierte Vermutungen; das Ärzteteam hatte den Eindruck, Frau M. ginge es ausreichend gut, um den Tubus zu entfernen, war sich aber nicht sicher, an welchem Tag man es versuchen sollte. Sarah musste am nächsten Tag wieder nach Hause abreisen und wusste nicht, wann sie wiederkommen würde. Ihr wurde bewusst, dass dies vielleicht ihre letzten Stunden waren, die sie mit ihrer Mutter verbringen konnte.

Als sie die Hand ihrer Mutter in ihrer hielt, schloss Sarah die Augen und versuchte sich mit Atmen zu beruhigen. Nach ein paar bewussten Atemzügen, erschien vor ihren Augen kurz ein Bild ihrer Mutter, ein Foto, auf dem sie etwa 13 Jahre alt war. Sarah beschloss, ihre Mutter als Teenager zu „treffen" und stellte sich vor, wie sie fragte: „Warst du ein rebellisches Kind wie ich?" Sie stellte sich vor, wie ihre Mutter antwortete: „Nein, ich glaube, ich hatte eher Angst, als dass ich rebellisch war." Sarah, die ihren Eltern in ihren Teenager-Jahren das Leben schwergemacht hatte, dachte an die Zeit zurück und sagte: „Ich glaube, ich hatte auch ziemlich große Angst."

Dann fuhr sie in ihrem Wachtraum fort, stellte sich vor, wie ihre Mutter aufwuchs, eine junge Mutter wurde, dachte an die Jahre, in denen die Mutter nachts gearbeitet hatte, um zum Unterhalt der Familie beizutragen. Es war ein Blick in eine tiefe Vergangenheit, die sie noch nie betrachtet hatte, eine umfassendere Realität all dessen, was sie über die Jahre geteilt hatten. Es war ein neues Gefühl von Beziehung, das bei Sarah bleiben würde, auch über den Tod der Mutter hinaus, die drei Wochen später starb. Obwohl es ihr zu diesem Zeitpunkt nicht bewusst war, hatte Sarahs Entscheidung, sich nicht auf den Körper zu fokussieren, ihr die Möglichkeit gegeben, sich mit dem Wesentlichen zu verbinden.

> Die innere Praxis

Atmen in Harmonie

Die Imagination ist ein großartiger Zugang zur inneren Welt. Die Psychologin Catherine Shainberg, Direktorin der *School of Images* in New York City, lehrt, dass der Zugang zur Imagination – ihre Bilder, Töne und Gerüche – über ein offenes, entspanntes Beobachten geschieht. Imagination unterscheidet sich von Illusion, Projektion und Fantasie durch die auf den Körper zentrierte Bewusstheit, die es dem Praktiker erlaubt, zwischen habituellen oberflächlichen Reaktionen und den wahren intuitiven Gefühlen zu unterscheiden. „Indem wir so unsere Imagination an den Bewegungen des Körpers festmachen, reinigen wir unseren inneren Bildschirm, damit er die Weisheit, die darauf wartet durchscheinen zu können, reflektiert" (Shainberg, 2005, S. 15).

Es folgt eine Übung, die Dr. Shainberg in ihrer Klasse unterrichtet. Die Übung ist weder schwer noch zeitaufwändig. Man braucht nur ein paar Augenblicke, um sich zu fokussieren. Lesen Sie sich die Übung durch. Setzen Sie sich dann bequem hin, die Füße fest auf dem Boden und die Hände auf den Schenkeln. Wenn es sich bequem anfühlt, schließen Sie die Augen.

1. Atmen Sie ein, bewusst und tief. Während Sie weiter ein- und ausatmen stellen Sie sich vor, wie Sie in Harmonie mit all den verschiedenen Teilen Ihres Ichs atmen, die eins werden.

   › Sehen, spüren und fühlen Sie, wie Sie mit jedem anderen in diesem Raum in Harmonie atmen.

   › Sehen, spüren und fühlen Sie, wie Sie in Harmonie mit allen, die Sie lieben, atmen.

   › Sehen, spüren und fühlen Sie, wie Sie in Harmonie mit allen, die Sie kennen, atmen.

> Sehen, spüren und fühlen Sie, wie Sie in Harmonie mit allen Menschen in der Welt atmen.

2. Atmen Sie aus mit einem langsamen und bewussten Atem.

   > Während Sie weiter ein- und ausatmen stellen Sie sich vor, wie Sie in Harmonie mit den Tieren, die Sie lieben, atmen.

   > Sehen, spüren und fühlen Sie, wie Sie in Harmonie mit allen tierischen Lebewesen atmen.

3. Atmen Sie aus mit einem langsamen und bewussten Atem.

   > Während Sie weiter ein- und ausatmen stellen Sie sich vor, wie Sie in Harmonie mit all den Pflanzen in Ihrem Haus atmen.

   > Sehen, spüren und fühlen Sie, wie Sie in Harmonie mit allen pflanzlichen Lebewesen atmen.

4. Sehen, spüren und fühlen Sie, wie Sie in Harmonie mit der ganzen Natur atmen.

5. Beobachten Sie, was Sie in Ihrem Körper fühlen und spüren. Atmen Sie bewusst aus und öffnen Sie die Augen.

Abdruck mit Erlaubnis von Catherine Shainberg

Kapitel 7: Die Elemente einer Sitzung

Kreative Freiheit erwächst ironischerweise aus Disziplin. In der Popmusik zum Beispiel, die so freigeistig zu sein scheint, ist jedes „yeah, yeah, yeah" in der Partitur geplant. Die Struktur macht es möglich, Komplexität einzufangen und in eine sinnvolle Botschaft zu verwandeln.

Bevor Sie eine Massage teilen, nehmen Sie sich etwas Zeit, um sie zu durchdenken und um sich eine Vorstellung davon zu machen, was Sie kommunizieren möchten und wie das geschehen soll. Fokussieren Sie sich auf die vor Ihnen liegende Zeit: Welche Ziele will ich erreichen? Welche Hilfsmittel sind notwendig? Wie erreiche ich Behaglichkeit für die empfangende Person und für mich selbst? Auf diese Weise sorgen Sie für Sicherheit und Vorhersagbarkeit, die den Fluss der tief empfundenen Gefühle unterstützen.

Was möchten Sie kommunizieren?

Welche Art von „Geist" möchten Sie in die Zeit einbringen, die Sie mit der geteilten Berührung verbringen werden? Wenn es Ihr Ziel ist, eine entspannende Massage zu teilen, werden Sie sich mit einer inneren Übung vorbereiten, die sich auf das Beruhigen konzentriert, und als äußerliche Vorbereitung könnten Sie in Erwägung ziehen, die Beleuchtung zu dimmen, leise, langsame Musik zu spielen und sich ruhig durch den Raum zu bewegen. Sie könnten batteriebetriebene Kerzen mitbringen, um einen sanften Lichtschein im Raum zu verbreiten. Sie könnten die Tür schließen, um störende Geräusche und Gerüche auszuschließen.

Wenn Sie ein faszinierendes, unbeschwertes Massageerlebnis planen, könnten Sie beschließen, sich verbaler zu verhalten, sich mit der empfangenden Person zu unterhalten, kommunikativer zu sein, das Licht im Raum anzulassen und Musik zu vermeiden, da sie das Gespräch stören könnte.

Sie können wählen oder wechseln, abhängig davon, was für die empfangende Person passend ist.

Manchmal möchte sie vielleicht mehr reden, zumindest am Anfang. Am besten folgen Sie ihren Wünschen. Welches Ziel Sie auch wählen, halten Sie Augenkontakt, achten Sie auf die Reaktionen des Empfängers und gehen Sie langsam und sanft vor.

Rhythmus der Sitzung

Man sollte gut überlegen, wann der richtige Zeitpunkt für die Massage sein könnte. Ist es besser, die Massage gleich als Erstes am Morgen anzubieten oder nachdem die empfangende Person gefrühstückt hat und gewaschen wurde? Gibt es Zeiten am Tag, an denen sie gelangweilt ist oder sich unbehaglich fühlt und daher vielleicht gerade dann von der Massage profitieren würde? Wäre sie empfänglicher dafür, wenn sie aufgestanden ist und in einem Stuhl sitzt? Oder würde eine 20-minütige Massage am frühen Abend ihr helfen, nachts besser zu schlafen?

Sie überlegen vielleicht auch, wie lange Sie mit dem Teilen der Handmassage verbringen sollten. Auch dies ist wieder abhängig vom Empfänger, dem Tageszeitpunkt und was gerade in seinem Umfeld passiert. Die Sequenz (s. Kapitel 8) gibt eine Struktur für eine im Idealfall 30-minütige gemeinsame Aktivität vor. Im Einzelfall beginnen Sie vielleicht mit nur wenigen Minuten. Wenn der Empfänger aufgeregt ist und lieber herumgehen möchte, schaffen Sie vielleicht nur eine Minute. Oder die empfangende Person hat vielleicht Kontrakturen, und Sie sind begrenzt in der Auswahl der Massagetechniken, die Sie anwenden können. Möglicherweise haben Sie auch das Gefühl, einfach keine Zeit zu haben. Untersuchungen zur Handmassage haben bei unterschiedlichen Personengruppen schon positive Effekte festgestellt, wenn insgesamt nur fünf Minuten gemeinsam damit verbracht wurden (Butts, 2001), meistens wurden aber 10 bis 20 Minuten dafür gebraucht (Harris und Richards, 2010).

Zubehör zusammenstellen

Abhängig davon, wo der Empfänger sich bei der Massage befindet, entweder im Bett oder auf einem Stuhl, gibt es eine Reihe von Zubehör, das dazu beiträgt, die Massage so angenehm wie möglich zu machen. Kopfkissen oder weiche Kissen zum Abstützen der Arme können hilfreich sein. Kissen stehen eigentlich immer zur Verfügung, ganz gleich ob der Empfänger zu Hause ist oder in einer Einrichtung. Wie schon oben erwähnt, können Sie auch je nach Art der Sitzung, die Sie planen, einen CD-Spieler oder batteriebetriebene Kerzen mitbringen.

Für die beschriebene Handmassage wird keine Lotion benötigt. Sie könnten aber Lotion als ein weiteres Element der Beruhigung einsetzen. Kranke Menschen können empfindlich auf Lotionen, Cremes und Gerüche reagieren. Seien Sie anfangs lieber übervorsichtig und wählen Sie eine einfache, duftfreie Lotion oder ein einfaches, duftfreies Öl, sollten sie sich für solch eine Anwendung entscheiden. Wenn die empfangende Person in einer Einrichtung lebt, dürfen Sie möglicherweise nur eine genehmigte Lotion benutzen, die von der Einrichtung zur Verfügung gestellt wird. Fragen Sie beim Pflegeteam nach, bevor Sie irgendein eigenes Mittel einsetzen!

Es kann notwendig sein, Handschuhe bei der Massage zu tragen, wenn die kranke Person immungeschwächt ist, eine ansteckende Krankheit hat oder ihr Zustand das Risiko für Sie erhöht, mit Körperflüssigkeiten in Kontakt zu kommen. Das Pflegeteam wird Sie ggf., abhängig vom gesundheitlichen Zustand des Empfängers, beraten, ob Handschuhe notwendig sind oder nicht.

Eine Massage, bei der Sie Handschuhe tragen, unterscheidet sich grundlegend von einer Massage ohne Handschuhe. Handschuhe stellen eine Barriere dar, wenn Sie die Haut fühlen und sich mit ihr verbinden wollen, und sie gleiten nicht so leicht über die Haut, es sei denn, Sie benutzen eine Lotion oder Öl. Üben Sie vorher den Ablauf mit Handschuhen, damit Sie die Massage auch damit kompetent ausüben können.

Pflegeziele

Wir alle haben Hoffnungen und Erwartungen an unser Leben und geben dem Vorrang, was für uns wichtig ist. Unsere persönlichen Werte und Überzeugungen leiten uns bei unserer Entscheidungsfindung, so auch bei Entscheidungen über diejenige Gesundheitsfürsorge, die für uns die richtige ist. Wann immer Krankheit oder schwächer werdende Gesundheit in unserem Leben manifest werden, verändern sich unsere Hoffnungen und Prioritäten und dies schließt den Umgang mit unserer Krankheit und die Herausforderungen, die sie an unser tägliches Leben stellt, mit ein. Wenn diese Entscheidungen vom Pflegeteam mitgetragen werden, werden sie Teil der Pflegeziele (*Robert H. Lurie Comprehensive Cancer Center of Northwestern University*, 2004). „Pflegeziele" ist ein festgelegter klinischer Begriff, der auf dem basiert, was der Empfänger wünscht. Jeder, der Massage anbietet, sollte den Pflegezielen folgen, das heißt, den Wünschen der empfangenden Person.

Pflegende, die z. B. über Möglichkeiten nachdenken, wie sie dem kranken Menschen helfen können, wählen oft die Nahrung als Möglichkeit, ihre Liebe zum Ausdruck zu bringen und kochen die Lieblingsgerichte des Kranken. Das kann eine zweifelhafte Tätigkeit sein, denn die kranke Person hat vielleicht keinen Appetit oder ist nicht in der Lage zu essen. Eine gute Möglichkeit, den Kummer der Pflegenden zu mildern ist, ihr Bedürfnis zu kochen umzulenken in ein Bedürfnis zu berühren. Pflegende, die den Massage-Ablauf lernen, haben damit ein wertvolles Hilfsmittel, das ihnen aus der Not, nichts Hilfreiches anbieten zu können, heraushilft und ihnen damit einen Weg bietet, den gegenwärtigen Bedürfnissen und Wünschen des Empfängers gerecht zu werden.

Wenn Sie sich der Ziele der Massage bewusst sind, ist es leichter für Sie, sich darauf zu konzentrieren, ein Massage-Erlebnis anzubieten, das den Bedürfnissen des Empfängers entspricht. Ihr Hauptziel ist es, zu trösten und eine Verbindung herzustellen. Sie brauchen nicht das Gefühl zu haben, Sie müssten „Ergebnisse erzielen", sondern Sie können aufmerksam beobachten, wie die Massage einige Symptome mildert oder verringert, an denen der Empfänger leidet, wie das Streichen zu Entspannung führt, wie ein aufgeregtes Gemüt dazu gebracht werden kann, sich auf die Berührung zu fokussieren, und wie Ihre Gegenwart ein gemeinsames Gefühl des Wohlbefindens entstehen lassen kann. Die Pflegeziele können auch darauf ausgerichtet sein, Zeit miteinander zu verbringen und dem kranken Menschen damit zu helfen, sich nicht als Last zu empfinden, und somit die Freude an Besuchern zu fördern.

Der Pflegeplan

Wenn Sie erst einmal die Pflegeziele festgelegt haben – Ihre Hoffnungen, die Sie mit der Massage verbinden und Ihr Ziel, Massage zu teilen – dann sind diese Ziele Leitlinien für den Pflegeplan. Der Pflegeplan sagt im Wesentlichen aus, wie Sie die Ziele erreichen werden, welche Schritte Sie hierfür unternehmen und welcher Ansatz bei der Massage Ihrer Meinung nach die gewünschten Ergebnisse erzielen wird.

Massagetherapie ist in den meisten Fällen eine willkommene Beigabe zum medizinischen Pflegeplan und eine wertvolle palliative Behandlung. Palliativpflege ist ein Aspekt der Gesundheitsfürsorge, der sich auf die Linderung von Schmerzen und Symptomen in Zusammenhang mit einer Krankheit konzentriert. Sie unterstützt ein Entscheidungsverhalten, das im Einklang mit den persönlichen Werten steht und die Lebensqualität verbessert. Sie bringt eine bedeutsame, effektive Therapie in das Leben eines Menschen, auf die er sich freuen und die er genießen kann und aus der er gleichzeitig physische, energetische und spirituelle Vorteile zieht.

Freunde oder Familienmitglieder können eine einzigartige Ergänzung zum Pflegeplan liefern, wenn sie fokussierte Berührung anbieten, die hilft, die Symptome des Empfängers zu lindern. Sie sind vielleicht in der Lage, häufiger und länger zur Verfügung zu stehen, als irgendein Mitglied des medizinischen Teams dies könnte. Wenn Sie gut mit dem medizinischen Team zusammenarbeiten, hilft Ihnen dies, Ihren therapeutischen Ansatz zu entwerfen und das Ziel Ihrer Handmassage als Teil eines größeren Zusammenhanges zu sehen, in dem die Lebensqualität des Empfängers verbessert werden soll. Vielleicht können Sie andere Pflegepersonen oder Familienmitglieder dazu anregen, den Massageablauf zu lernen, damit auch sie Unterstützung und Verbindung über die Berührung anbieten können.

Die Wichtigkeit, individuelle Bedürfnisse zu erkennen

Bei einem ganzheitlichen Ansatz in der Gesundheitsfürsorge gibt es nicht die *eine* richtige Antwort. Die individuellen Bedürfnisse stehen im Mittelpunkt der Sorge. Diese Bedürfnisse werden unterschiedlich sein und sich auch immer wieder verändern. Die allgemeine gesundheitliche Entwicklung des Empfängers oder eine akute gesundheitliche Krise können eine Modifikation der Durchführung der Massage erforderlich machen und von Ihnen mehr Vorsicht verlangen oder gar die Entscheidung, die Massage abzubrechen.

Gewisse Krankheiten und ihre Behandlung, Erkrankungen, die die Hände betreffen, und der medizinische Pflegeplan sollten vorab betrachtet werden, bevor Sie eine Massage in Erwägung ziehen. Wenn Sie Massage in einer Einrichtung anbieten, sollten Sie sich mit dem dortigen Pflegeteam über die aktuelle Situation des Empfängers unterhalten. Wenn die empfangende Person zum Beispiel Fieber hat oder durch neu aufgetretene Symptome geplagt wird, die vermutlich die Massage stören würden, sollte man auf diese vielleicht besser verzichten.

Beraten Sie sich immer mit dem Arzt der empfangenden Person oder dem Pflegeteam, bevor Sie Massage anwenden, damit Sie deren Zustimmung erhalten und eine Anleitung bekommen, was für den Empfänger unter den gegebenen medizinischen Umständen am passendsten wäre. Die Hände gehören zwar mit zu den sichersten Körperbereichen für eine Berührung, aber wenn der Empfänger gebrechlich oder krank ist, muss der Gebende sehr sorgfältig darauf achten, ob der Nutzen der Massage das Risiko überwiegt und der Empfangende die Massage ertragen kann. Ziehen Sie das Kapitel 6 „Bevor Sie beginnen" zu Rate und orientieren Sie sich über Vorsichtsmaßnahmen und Kontraindikationen, die beachtet werden sollten!

Wenn Sie die ärztliche Zustimmung haben, müssen Sie sich Arme und Hände der empfangenden Person genau ansehen, bevor Sie mit der Massage beginnen. Achten Sie auf den Zustand der Haut, die Art, wie die Person ihre Arme hält, auf Hindernisse oder Schwierigkeiten für den Ablauf der Schritte, wie sie in Kapitel 8 beschrieben werden. Schauen Sie nach, ob die Haut trocken ist, ob sie Ausschläge hat, Schwellungen, Prellungen, Verletzungen, Abschürfungen oder Wunden, die eine Massage erschweren. Schwellungen an Gelenken und Händen, Schmerzen in den Händen, Rötungen oder Hitze bei Berührung können ein Hinderungsgrund für Sie sein, Massage anzubieten, da dies Anzeichen und Symptome einer Entzündung sind. Wenn Ihnen irgendetwas in der Art auffällt, sprechen Sie mit dem Arzt, bevor Sie weitermachen!

Auch wenn der Empfänger Kontrakturen in den Armen und Händen hat, ist eine Veränderung im Ablauf der Handmassage notwendig. Sie sollten die Position der Arme nicht verändern, sondern Ihre Massagebewegungen auf Bereiche beschränken, die leicht zugänglich sind.

Manchmal ist der Empfänger an Schläuche und Apparaturen angeschlossen, die der Behandlung der Krankheit dienen. Schläuche und Apparaturen am Arm oder Geräte an anderen Körperbereichen, die den Zugang zu Armen und Händen behindern, machen eine Anpassung Ihres Vorgehens erforderlich. In Kapitel 11 „Anpassung an unterschiedliche Bedürfnisse" werden Veränderungen, die Sie aufgrund verschiedener Vorgaben machen müssen, diskutiert.

Ihre Vorbereitung

Kontraindikationen und Vorsichtsmaßnahmen für die gebende Person

Pflegende Personen, die Massage anbieten, sollten auch immer ihre eigene Gesundheit, ihren seelischen Zustand und ihr Können berücksichtigen.

Wenn es bei Ihnen selbst irgendeine(s) der Kontraindikationen oder der Warnzeichen gibt, die in Kapitel 6 „Bevor Sie beginnen" erwähnt werden, beraten Sie sich mit Ihrem Arzt, da Krankheiten und Medikamente Ihre Fähigkeit Berührung zu teilen beeinträchtigen können. Wenn Sie gerade ein umfangreiches Mahl zu sich genommen oder Alkohol getrunken haben, sollten Sie warten, bis die Nachwirkungen abgeklungen sind, bevor Sie eine Massage anbieten.

Handhygiene

Das Händewaschen ist die zentrale Praxis, bevor Sie mit einer Massage beginnen, um die Übertragung von Infektionen und Mikroorganismen von einem Menschen auf den anderen zu verhindern. In Pflegeeinrichtungen ist das Risiko einer Übertragung viel größer als zu Hause, da in Einrichtungen viele Menschen eng zusammenleben, die von Pflegepersonen versorgt werden, die von einem Menschen zum nächsten gehen. Zusätzlich haben kranke Menschen ein höheres Risiko sich zu infizieren, weil ihr Immunsystem durch Krankheit oder eine Behandlung geschwächt ist. Sorgfältiges Händewaschen vor und nach der Massage ist daher ein Muss. Während Sie Ihre Hände waschen, sei es nun zu Hause oder in einer Pflegeeinrichtung, können Sie diese Augenblicke nutzen und sich zentrieren und Ihren Geist fokussieren. In Kapitel 8 finden Sie unter „Berührung teilen: Waschen Sie sich zuerst die Händen" Richtlinien für das Händewaschen vom *Center for Disease Control and Prevention* (2010) und der *World Health Organization* (2009a, b) (S. 158ff.).

Gesunde Hände

Massagetherapeuten und -therapeutinnen achten sehr sorgfältig auf ihre Hände. Sie folgen den Empfehlungen für Handhygiene vor und nach der Massage und pflegen ihr Hände und Nägel regelmäßig. Die Fingernägel sollten kurz gehalten werden und nicht über die Fingerkuppe hinausreichen. Das verringert die Gefahr einer Verletzung des Empfängers. Im Bereich unter den Fingernägeln können sich häufig Schmutz, Pilze und Bakterien aufhalten. Es ist wichtig, ihn regelmäßig mit Seife, Wasser und Bürste zu reinigen. Künstliche Nägel vermehren die Bakterien auf dem Nagel und stellen ein Infektionsrisiko dar. Ebenso kann Nagellack Bakterien enthalten. Es liegt in Ihrem Ermessen, ob Sie künstliche Nägel oder Nagellack benutzen, aber wenn Sie es tun, achten Sie darauf, Hände und Fingernägel gründlich zu waschen!

Ringe und Armbänder können das Risiko von Verletzungen und Infektionen vergrößern. Bei der Massage sollte der Gebende jeden Schmuck ablegen, bevor er sich die Hände wäscht und mit der Massagesequenz beginnt. Wenn Sie den Schmuck nicht abnehmen können, achten Sie besonders darauf, zusätzlich zu den Händen auch den Schmuck mit einer Nagelbürste zu reinigen. Während der Massage darf der Schmuck nicht die Haut des Empfängers abschürfen oder einreißen. Massage ist unter Umständen nicht angebracht, wenn der Schmuck, den Sie tragen, nicht abgenommen werden kann oder wenn er eine Oberfläche hat, die zu Verletzungen führen kann.

Den Raum aufmerksam betreten

Wenn Sie also das Pflegeteam zu Rate gezogen haben, die Gegenstände, die Sie brauchen vorbereitet und Ihre Hände gewaschen haben, sind Sie bereit, den Raum zu betreten. Wenn Sie hineingehen, dringen Sie in den persönlichen Bereich der Person ein. Für Menschen in einer Einrichtung sind Bett und Nachttisch vielleicht der einzige private Raum, der ihnen geblieben ist. Es gehört sich also beim Betreten dieses Raumes, sei es in einem Zuhause oder in einer Einrichtung, diese private Sphäre zu respektieren und um Erlaubnis zu fragen, ob man hereinkommen darf.

Sie können dies tun, indem Sie zunächst an die Tür klopfen und in der geöffneten Tür stehenbleiben bis die Person in Ihre Richtung blickt und Ihre Anwesenheit wahrnimmt. Sie müssen sie vielleicht ansprechen, ihren Namen sagen und etwas lauter sprechen, um ihre Aufmerksamkeit zu erregen. Wenn die Aufmerksamkeit dann auf Sie gerichtet ist, fragen Sie, ob Sie eintreten dürfen und warten die Antwort ab.

Während Sie sich dem Empfänger nähern, beginnen Sie bereits, ihn mit Ihrer Gegenwart zu berühren. Die individuelle persönliche Sicherheitszone eines Menschen kann sich, abhängig von der Situation, ausweiten oder verkleinern. Jemanden körperlich dicht bei sich zu haben, kann Stress verursachen oder aber es kann als erträglich oder sogar tröstlich empfunden werden (Vortherms, 1991). Es ist nicht empfehlenswert, den Raum einfach unaufgefordert zu betreten, laut zu sprechen oder viel Lärm zu machen, der die Person aufschreckt.

Wenn die Person schläft und Ihr Klopfen und Rufen sie nicht aufweckt, sollten Sie die Situation überdenken. Wenn die Person z. B. viel schläft, können Sie den Raum betreten und sie sanft aufwecken. In einem anderen Fall möchten Sie die Betreffende vielleicht nicht wecken, weil sie oft erregt ist und schwer in den Schlaf findet; in solch einem Fall könnten Sie besser wiederkommen, wenn sie aufgewacht ist.

Wenn Sie den Raum betreten, sollten Sie das Gesamtbild in sich aufnehmen und den allgemeinen Eindruck, den Sie erhalten, bewerten. Wo ist die Person? Ist sie im Bett oder sitzt sie auf einem Stuhl? Wie sieht sie aus? Erscheint sie Ihnen glücklich, traurig, zufrieden, unbehaglich, friedlich, deprimiert, besorgt, hat sie Schmerzen oder ist sie sediert? In welcher Position befindet sie sich? Sitzt sie bequem oder rutscht sie im Stuhl herunter? Braucht sie Kissen und Nackenrolle als Stütze? Kann sie ihre Position allein aufrechterhalten? Ist sie sauber und gepflegt? Diese ersten Eindrücke haben einen Einfluss darauf, welche Schritte Sie unternehmen können, um es dem Empfänger bequem zu machen und wie Sie die Massage mit ihm teilen werden.

Die richtigen Bedingungen schaffen

Den Empfänger begrüßen

Wenn Sie eintreten und die Person sprechen kann, können Sie fragen, wie es ihr geht, wie ihr Tag bis dahin gelaufen ist, ob sie Schmerzen, irgendwelche Beschwerden oder andere Symptome hat, ob sie vor kurzem irgendwelche Medikamente genommen hat. Es ist äußerst hilfreich, ein deutliches Bild davon zu erhalten, wie der Empfänger sich fühlt. Medikamente gegen Schmerzen sind von Bedeutung, da sie die Empfindungen während der Massage verändern können. Beruhigungsmittel können das Wachsein beeinflussen und die Fähigkeit, während der Massage ein Feedback zu geben.

Wenn Sie den Empfänger begrüßen, gibt Ihnen seine Antwort Einblick in seine Stimmung: ob er in der Lage ist, mit Ihnen zu kommunizieren oder nicht und wie er sich fühlt. Blickt er Ihnen in die Augen? Reagiert er mit Worten auf Ihre Begrüßung? Antwortet er in einer Weise, die verwirrt erscheint? Ist sein Gesicht ausdrucksvoll? Lächelt er, wenn er Sie begrüßt? Geben Tonfall und Kraft seiner Stimme Ihnen Informationen über seinen Gemütszustand? Leuchten seine Augen interessiert oder sind sie leer und traurig?

Es hilft auch, sich der eigenen Gefühle und Gedanken in Bezug auf diesen Menschen bewusst zu sein, während man in begrüßt. Empfinden Sie seine Wärme und fühlen Sie sich in seiner Sphäre wohl? Sind Sie traurig, weil er traurig aussieht? Machen die medizinischen Gerätschaften in seiner Nähe Sie nervös und ängstlich? Ihre Wahrnehmungen und Gedanken zur Stimmung dieses Menschen sind vielleicht nicht ganz richtig, sie sind aber trotzdem ein Barometer für Ihre innere Verarbeitung der Situation, mit der Sie vielleicht erst fertig werden müssen, bevor Sie einen zentrierten Geisteszustand erreichen, um mit der Massage beginnen zu können.

Den Empfänger auf die Massage vorbereiten

Sie sollten dem Empfänger erklären, dass Sie ihm gern eine Massage anbieten würden, und sich von ihm die Erlaubnis einholen, damit zu beginnen. Zur Vorbereitung des Empfängers gehört es, den Ablauf der Handmassage zu erklären und zwar in einer Sprache und Terminologie, die er verstehen kann. Wenn der Empfänger kognitive Grenzen hat und eine eingeschränkte Verständnisfähigkeit, müssen Sie langsam erklären und dabei beobachten, wie er Ihre Erklärung aufnimmt.

Nähern Sie sich der empfangenden Person freundlich, begrüßen Sie sie mit ihrem Namen und bitten Sie um die Erlaubnis anzufangen. Zum Beispiel: „Harriet, wäre es in Ordnung, wenn ich Ihre Hand eine Weile halte? Ich möchte Sie berühren, so dass es tröstlich für Sie ist." Sie können beschreiben, was Sie tun werden, dass Sie ihren Arm und ihre Hand berühren wollen und behutsam sein werden. Geben Sie der empfangenden Person die Gelegenheit, Fragen zu stellen und beantworten Sie diese so gut Sie können.

Wenn die Empfänger in Bezug auf das Berührtwerden eher zurückhaltend sind, kann es hilfreich sein, ihnen den Ablauf der Massage vorher zu erklären, und sie, bevor sie ihre Zustimmung geben, über die einzelnen Schritte zu informieren. Werden ihnen die Schritte erklärt, trägt dies dazu bei, Beunruhigung und Angst zu mildern, die sie vielleicht beim Gedanken an Berührung empfinden. Die Erläuterung der Schritte und die Zustimmung der Empfänger bedeutet, dass diese Zustimmung auf Wissen basiert. Das heißt also, sie verstehen Ihre Erklärung und erlauben Ihnen, mit der Massage zu beginnen. Selbst wenn die Person Sie scheinbar nicht hört, sieht oder wahrnimmt, gehen Sie immer davon aus, dass sie auf irgendeiner Ebene spürt, was geschieht. Wenn Sie kein Familienmitglied sind und der Empfänger sich verbal nicht ausdrücken kann oder bewusstlos ist, müssen Sie sich das Einverständnis der Familie oder des Mediziners einholen, der für den Pflegeplan verantwortlich ist, bevor Sie Ihre Arbeit beginnen können.

Machen Sie es dem Empfänger bequem

Wenn Sie sich mündlich geeinigt haben und Übereinstimmung darüber besteht, wie die Massage ablaufen wird, denken Sie daran, es der empfangenden Person während der Massage bequem zu machen. Während der ganzen Massage soll diese sich wohlfühlen, und hierfür zu sorgen ist von vorrangiger Bedeutung. Sie können beginnen, indem Sie den Empfänger fragen, wie er sich fühlt, ob ihn irgendetwas stört oder irgendetwas da ist, was angesprochen werden sollte, bevor Sie mit der Massage beginnen. Finden Sie heraus, ob er wegen irgendwelcher Symptome Probleme hat und eine Behandlung braucht. Wenn das der Fall ist und Sie mit den Entscheidungen über seine Behandlung nichts zu tun haben, sollten Sie die Verantwortlichen oder die zuständigen Pflegepersonen kontaktieren, bevor Sie die Massage anwenden.

Die empfangende Person möchte vielleicht zur Toilette gehen oder sich waschen, bevor Sie anfangen. Vielleicht ist sie durstig und ein Schluck Wasser wäre jetzt besser, als später die Massage zu unterbrechen, um etwas zu trinken. Sie möchte vielleicht, dass Sie die Tür schließen, das Licht ausmachen, den Fernsehapparat ausstellen, den Telefonstecker ziehen oder sogar das Schild „Bitte nicht stören" draußen an die Tür hängen, um möglichst wenig Unterbrechungen während der Massage zu haben.

Bei Ihrer Interaktion mit dem Empfänger können Sie weiterhin einschätzen, wie weit er die Massage versteht und in der Lage ist, seine Bedürfnisse zu äußern. Sie werden auch feststellen, ob er ganz bei Bewusstsein ist, was er sich von der Massage erhofft, und ob er in der Lage ist, auf seine Behandlung Einfluss zu nehmen. Wenn Sie feststellen, dass sich Ihre Ziele von denen des Empfängers unterscheiden, bedenken Sie, dass die Massage auf ihn zugeschnitten sein soll und die *geteilte* Massage diejenige ist, bei der es *gemeinsame* Ziele gibt.

Sie können Handmassage anwenden, während die Person auf einem Stuhl, im Rollstuhl oder im Bett sitzt. Überprüfen Sie, ob Arme und Hände sich in einer natürlichen Position befinden. Wenn der Empfänger sich allein frei bewegen kann, sollten Sie ihn bitten, sich selbst so hinzusetzen, wie es für ihn am bequemsten ist. Vergewissern Sie sich während der Massage, ob Unterarm und Hand des Empfängers auf etwas ruhen, entweder auf seinem Schoß, auf dem Bett oder der Stuhllehne. Nackenrollen und Kissen können verwendet werden, um Arm und Hand zu stützen und die Entspannung zu erleichtern. Etwas so Einfaches wie eine bequeme Position des Arms kann für den Genuss des Massage-Erlebnisses einen riesigen Unterschied machen.

Häufig versucht die empfangende Person bei der Massage zu helfen, indem sie den Arm hoch in die Luft hält. Wenn das der Fall ist, reden Sie ihr zu, den Arm wieder hinzulegen oder unterstützen Sie den Arm mit einer Hand. Sie müssen sie unter Umständen sogar auffordern, den Arm nicht anzuheben, um zu „helfen".

Die Zimmertemperatur kann das Wohlbefinden des Empfängers beeinflussen. Wenn es kalt ist, halten Sie den Empfänger warm, indem Sie nur den Bereich des Armes oder der Hand freilegen, mit dem Sie arbeiten wollen. Wenn es zu heiß ist, brauchen Sie vielleicht keine Woll- oder Bettdecke, aber Sie sollten sie trotzdem anbieten und regelmäßig beim Empfänger überprüfen, wie die Temperatur sich für ihn anfühlt. Wenn Sie irgendwann eine Gänsehaut auf seinem Arm sehen, kann es daran liegen, dass es zu kalt ist, es kann aber auch von der Massage herrühren.

Wenn der Empfänger nicht mit Ihnen verbal kommunizieren kann, weil er in seinen geistigen Fähigkeiten eingeschränkt oder bewusstlos ist, müssen Sie seine Reaktionen sorgfältig beobachten, um sich zu vergewissern, ob ihm gefällt was Sie tun. Berührung ist nicht jedermanns Sache. Der Empfänger möchte vielleicht in diesem Augenblick oder generell keine Massage, und das ist völlig in Ordnung. Einige Anzeichen von Missfallen wären Worte wie „nein", oder Gesten wie das Wegziehen der Hand, eine Grimasse, ein Stöhnen, ein zusammengepresster Mund, eine geballte Faust oder andere Ausdrucksformen des Missfallens. Dann müssen Sie aufhören und sich eine Alternative zur Berührung überlegen. Oder Sie können es noch einmal zu einem anderen Zeitpunkt versuchen.

Machen Sie es sich bequem

Das Wohlbefinden des Empfängers hat zwar Priorität, aber Sie selbst sollten auch eine bequeme Haltung einnehmen, damit Sie sich darauf konzentrieren können, ein entspanntes Gefühl zu vermitteln, während Sie massieren. Wenn Sie dem Empfänger geholfen haben, eine bequeme Position einzunehmen, können Sie sich darauf konzentrieren, selbst auch eine angenehme Haltung einzunehmen.

Den Ablauf der Handmassage führen Sie am besten im Sitzen durch. Sie werden einen harten Stuhl oder Hocker benötigen, mit dem Sie dicht neben dem Bett oder dem Sessel sitzen können. Krankenhausbetten, die sehr oft in Einrichtungen verwendet werden, können auf eine Ebene hoch- oder heruntergefahren werden, die gut für Sie geeignet ist. Arm und Hand des Empfängers sollten genügend dicht bei Ihnen liegen, damit Sie sie bequem erreichen können.

Es ist nicht empfehlenswert, auf dem Bett zu sitzen, da Sie in dieser Position möglicherweise die Privatsphäre des Empfängers verletzen; es ist nicht angemessen, wenn der Empfänger sehr krank ist und eine Reihe von Schläuchen und Apparaturen an ihm befestigt sind, er inkontinent ist, Wunden hat, die Sekret absondern, oder auch weil die Einrichtung es niemandem, außer dem Bewohner selbst gestattet, auf dem Bett zu sitzen. Wenn Sie nicht sitzen können, versuchen Sie, die Massage im Stehen durchzuführen, aber beugen Sie sich dabei nicht vornüber. Dadurch vermeiden Sie eine Erschöpfung Ihrer Muskeln und Rückenschmerzen während der Anwendung. Wenn Sie Ihren Körper wie eine Einheit bewegen, verteilt sich die Last der Muskeln und beugt einer Ermüdung im Stehen vor. Sie können sich zum Abstützen leicht gegen das Bett oder den Sessel des Empfängers lehnen.

Achten Sie während der gesamten Massage auf Ihre Bequemlichkeit und überanstrengen Sie sich nicht. Ebenso wie Sie aufhören sollten, wenn der Empfänger Unbehagen ausdrückt, sollten auch Sie eine Pause machen, wenn sie nötig ist. Es ist besser, wenige Minuten zu arbeiten, wenn Sie an einem guten Ort sind und Zeit haben, als eine Situation zu erzwingen. Es sollte Ihnen nicht gehen wie der Pflegerin, die eine Handmassage mit einer Bewohnerin eines Pflegeheims teilte, die daraufhin in einen entspannten, zufriedenen Zustand sank. Der Pflegerin wurde plötzlich klar, dass sie noch etwas anderes zu tun hatte und sie beeilte sich am Schluss. Die Empfängerin erschrak, zog ihre Hand weg und fing an zu schreien.

Nach der Sitzung

Das Verlassen des Raums

Vergewissern Sie sich am Ende der Massage, ob der Empfänger sicher und bequem sitzt oder liegt, bevor Sie hinausgehen. Wenn der Empfänger im Bett liegt und Sie die Seitengitter niedrig gestellt haben, um ihn massieren zu können, müssen Sie die Gitter wieder in die ursprüngliche Position bringen. Dann kann der Empfänger nicht aus dem Bett fallen oder herausklettern; Sie sollten sehr aufmerksam auf die Sicherheit achten. Sie müssen auch das Rückenteil des Bettes wieder in die ursprüngliche Position stellen, wenn Sie es höher- oder tiefergestellt haben. Sammeln Sie alle Hilfsmittel zusammen, die Sie gebraucht haben, entsorgen Sie Handschuhe und Kittel ordnungsgemäß. Achten Sie darauf, dass Sie alles, was der Empfänger benötigt, wieder in seine Reichweite stellen, einschließlich der Klingel für die Pfleger, wenn die Person in einem Heim lebt.

Nachdenken über die Wirkung Ihrer Massage

Wie können Sie die Wirkung Ihrer Berührung beurteilen? Sie können Ihre Beurteilung des Empfängers vor der Massage mit der am Ende der Sitzung oder nach Ablauf mehrerer Sitzungen vergleichen. In einer australischen Untersuchung, bei der Pfleger ihren Beitrag zur Entwicklung, Anwendung und Auswertung einer Handbehandlung bei Menschen mit Demenz leisteten, wurden einige der folgenden Verhaltensweisen vor und nach der Massage verglichen:

- Lächeln
- Herumwandern
- Ruhelosigkeit
- Exzessives Schlafen während des Tages
- Interesse an Aktivitäten
- Anbahnung von Gesprächen
- Anbahnung von Berührung
- Erinnerungen, die durch Fragen und Anregungen wachgerufen werden

Die Pfleger und Pflegerinnen hielten die Veränderungen in Notizbüchern fest, die ein wertvoller Bestandteil der Untersuchung wurde. Wie die Analyse der gesammelten Daten zeigte, hatte die Behandlung den Pflegern selbst geholfen, ruhiger zu werden, ein größeres Gefühl der Kontrolle über ihre Situation zu gewinnen und über negative Einstellungen nachzudenken. Alle fanden den Einsatz der Behandlung beruhigend und angenehm (Kilstoff und Chenoweth, 1998).

Nachdem tröstende Berührung angewendet worden war, konnte man sowohl einige der oben aufgezählten Verhaltensweisen beobachten, als auch Veränderungen in der Atemfrequenz, im Gesichtsausdruck oder bei der Muskelspannung.

Manchmal sind die Veränderungen sehr subtil und leicht zu übersehen. Aber manchmal müssen wir uns davor hüten, nicht nur nach dem zu suchen, was wir sehen wollen. Beispiel: Während einer Supervisionssitzung, in der eine Tochter Handmassage bei ihrer Mutter anwendete, war sie so sehr damit beschäftigt, ihrer Mutter eine verbale Reaktion zu entlocken, dass sie vollständig übersah, wie die Mutter ihre Arme, die sie vorher eng an ihre Brust gepresst hatte, entspannt an ihre Seite gelegt hatte.

Sie beobachten vielleicht energetische Veränderungen, wie z.B. eine Erwärmung der Fingerspitzen, ein Leuchten in den Augen, eine Veränderung in der Stimmlage. Gibt es Veränderungen im gemeinsamen Feld des Raumes? Fühlen andere das auch?

Sie können sich selbst vor und nach der Massage einschätzen. Wie verändert sich Ihr Atmen, Ihre Muskelspannung, Ihr Gedankenverlauf? Hatten Sie Freude an dieser Zeit, war sie beruhigend? Fühlten Sie sich dem Empfänger näher? Hatten Sie eine kurze Erholung von den alltäglichen Sorgen, die Sie begleiten? Der Genuss der Berührung sollte eine Möglichkeit bieten, zu entspannen und sich mit einem anderen zu verbinden. Wenn Sie vom Anfang bis zum Ende einen strukturierten Ansatz verfolgen, erhalten Sie damit ironischerweise die Freiheit, die kreativsten Wege einzuschlagen, um intimste Augenblicke des Lebens zu teilen.

Berührung teilen

Aus der Perspektive eines Empfängers

Janel hatte die Diagnose Bauchspeicheldrüsenkrebs erhalten und nach einer Reihe von chemotherapeutischen Behandlungen wurde sie operiert, wonach sich Komplikationen einstellten, die sie einen Monat lang im Krankenhaus festhielten. Im Rahmen der integrativen Angebote ihres Krankenhauses erhielt sie Besuch von einer Massagetherapeutin.

„Zu dieser Zeit, in der ich außer mir war vor Schmerzen, Medikamenten und allem anderen, erschien diese Massagetherapeutin, die mir etwa 20 bis 30 Minuten lang meine Füße und Fußgelenke massierte, mit sehr sanften Berührungen", erinnerte sich Janel. Die Massagetherapeutin besuchte Janel mehrere Male während ihres langen Krankenhausaufenthaltes. Dies wurde eine Insel der Ruhe für sie und etwas, worauf sie sich zu freuen begann. Die Massage war sehr leicht und die Therapeutin trug OP-Handschuhe, was angemessen war angesichts des Zustandes, in dem Janel sich befand.

„Die Massage war eine Möglichkeit, mich selbst aus dem Kopf und in meinen Körper zu bekommen", sagte Janel. „Das war das Beste überhaupt, was irgendjemand für mich zu diesem Zeitpunkt tun konnte. Es ist so hilfreich, wenn die Füße oder Hände gehalten werden, weil sie so eine fühlbare Möglichkeit sind, um einen Menschen in seinem Körper zu verankern. Und ich brauchte auch niemanden zum Sprechen, denn die Wörter hätten mich in meinem Kopf festgehalten."

Eine Freundin, die oft zu Besuch kam, wandte die Berührung auch an. Obwohl sie keine ausgebildete Massagetherapeutin war, hatte sie einen Einführungskurs für Massage für Laien besucht. Janel erinnerte sich liebevoll daran. „Sie kam dann herein und sagte zu mir: ‚Wie viele Füße hast du heute?' Oder: ‚Wie viele Hände?' Und wenn ich sagte, vier Hände, rieb sie mir eine Hand, dann die andere und dann wieder von vorn, bis sie mir viermal die Hände massiert hatte. Sie verbrachte eine halbe Stunde damit. Es war meine Rettung. Die Wiederholung war großartig, weil sie es machte, bis *ich* genug hatte, nicht bis *sie* genug hatte."

Diese Freundin war einer der wenigen Menschen, die Janel das Gefühl gaben, einfach Empfängerin sein zu können. „Es gab einige Freunde, die ich zwar sehr liebte, aber nach deren Besuch ich immer erschöpft war", sagte Janel. „Die Menschen, die ich gern wiedersah, waren diejenigen, die nicht meine Energie brauchten, um mich zu unterhalten."

Diese ganze Erfahrung machte ihr in der Tat bewusst, wie bedeutungsvoll es sein konnte, Fürsorge zu empfangen. „Ich lag da in völligem Elend und hatte eine Erkenntnis. Es gibt zwei Arten von Menschen in einem Krankenhaus: diejenigen, die Fürsorge geben, und diejenigen, die Fürsorge empfangen. Fürsorge-Gebende können nur geben, wenn jemand da ist, der Fürsorge empfangen möchte. Mir wurde bewusst, es hatte einen Sinn, wenn ich dort hilflos lag, und der Sinn war, Fürsorge zu empfangen. Mit diesem Gedanken wurde ich eine aktiv Empfangende statt einer passiven."

Wenn beide Menschen anwesend sind, sich nicht zurückhalten und sich ganz auf diesen Moment einlassen, das ist der Zeitpunkt, wo die tiefe, transformative Arbeit beginnen kann. Und es gibt nichts Besseres, wenn Sie von ganzem Herzen geben, als auf jemanden zu treffen, der mit ganzem Herzen empfängt.

Kapitel 8: Der Ablauf einer Handmassage

Die folgenden Schritte leiten Sie durch eine Sitzung für tröstliche Berührung, die bei jeder Hand bis zu 15 Minuten dauern kann, oder 20-30 Minuten, wenn Sie beide Hände massieren können. Die Berührungsintensität wechselt; sie beginnt mit sanftem Streichen, Massieren, Halten von Punkten und wieder Streichen. Die beschriebene Abfolge ist für eine ideale Situation gedacht, soll aber nur eine flexible Richtlinie sein. Sie gibt eine Linie vor, kann aber jederzeit an individuelle Bedürfnisse angepasst werden.

Vorbereitung

Kapitel 6 und 7 erklären detailliert wichtige Vorbereitungsschritte für eine Sitzung mit Handmassage. Fassen wir es hier noch einmal zusammen:

› Beraten Sie sich mit dem Pflegeteam bezüglich der Vorsichtsmaßnahmen oder Kontraindikationen, die auf Ihre Situation zutreffen. Halten Sie sich an diese Empfehlungen.

› Denken Sie daran: Ihr Ziel ist es zu trösten und zu kommunizieren. Nehmen Sie sich einige Augenblicke Zeit, um sich zu zentrieren, bevor Sie anfangen. Gehen Sie behutsam vor und „geben Sie als Empfangende", das bedeutet, Sie machen nicht nur die Streichungen, sondern Sie sind auch empfänglich für Empfindungen wie Wärme oder Kühle, Weichheit oder Spannung, die Teil der Hände sind, die Sie berühren. Denken Sie sich Ihre Berührung als einen Prozess der Kommunikation ohne Worte, bei der Information in beide Richtungen fließt.

› Überdenken Sie die einzelnen Elemente einer Sitzung: zum Beispiel welche Dinge Sie organisieren müssen und wie Sie die empfangende Person begrüßen wollen. Dazu gehört, darauf zu achten, den Raum aufmerksam zu betreten und zu erklären, was Sie tun werden, selbst wenn Sie denken, der Empfänger wird nicht verstehen, was Sie sagen. Erinnern Sie sich daran, dass Sie durch fokussierte Berührung physische, energetische und spirituelle Dimensionen ansprechen; Bewusstheit ist daher immer gegenwärtig, selbst wenn sie nicht offensichtlich ist. Fahren Sie erst fort, wenn der Empfänger aufnahmebereit ist.

› Waschen Sie sich sorgfältig Ihre Hände und nehmen Sie Ihren Schmuck ab.

Sie können entweder auf der rechten oder auf der linken Seite der empfangenden Person beginnen. Setzen sie sich an die Seite, an der Sie arbeiten wollen. Setzen Sie sich längsseits der Person hin, damit Sie sie ansehen und leicht ihre Schulter und die Hand erreichen können. Der Arm der Person sollte entspannt sein, auf dem Schoß ruhen, auf dem Bett oder der Sessellehne. Beurteilen Sie den Zustand ihrer Arme und Hände und achten Sie auf Areale, die Sie vermeiden sollten. Wenn nötig, können Sie ein Kissen verwenden, um den Unterarm und die Hand bequemer zu lagern. Achten Sie auch darauf, dass Sie es selber bequem haben und bewegen Sie sich soweit es nötig ist, damit Ihr Körper entspannt sein kann, während Sie arbeiten.

Die Handmassage

1. **Beginnen Sie mit einem federleichten Streichen, das „Hallo" sagt**

Verwenden Sie eine sehr leichte Berührung, bei der Ihre Fingerspitzen wie Federn sind, während Sie den Arm entlang von der Schulter bis zur Hand hinabstreichen und so die Berührungs-Konversation beginnen. Diese Art leichter Berührung stimuliert den Teil des Nervensystems, der es uns ermöglicht, uns im Raum zu orientieren, indem Rezeptoren in den Muskeln, Bändern und Knochen aktiviert werden, die sich *Propriozeptoren* nennen. Wie sich gezeigt hat, wird eine leichte Berührung am Arm oder an der Schulter gut von Bewohnern und Bewohnerinnen eines Pflegeheims akzeptiert, da sie diese als eine Geste des Tröstens und der Fürsorge wahrnehmen (Moore und Gilbert, 1995).

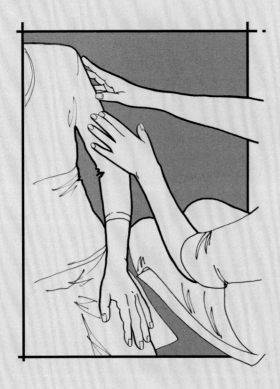

Abbildung 8.1

2. Sorgen Sie für Wärme durch kreisförmiges Reiben um die großen Gelenke herum

Das Reiben der Gelenke lässt die Energie freier durch sie hindurch fließen. Beginnen Sie mit dem größten Gelenk, der Schulter. Der Arm des Empfängers sollte bequem in der für ihn angenehmen Position liegen. Arm und Hand des Empfängers können auf dem Bett liegen oder von der Lehne des Sessels oder Rollstuhls gestützt werden. Die Person sollte nicht genötigt sein, den Arm hochzuhalten.

Richten Sie Ihre Handfläche auf die Schulter (wenn sie zum Beispiel auf der linken Seite der empfangenden Person sitzen, nehmen Sie Ihre rechte Hand), umfassen Sie die Schulter und führen Sie langsame, sanfte Kreisbewegungen an ihr aus. Sie können Ihre andere Hand irgendwo auf den Arm legen, um ein Gefühl von Verbindung und Unterstützung zu erzeugen.

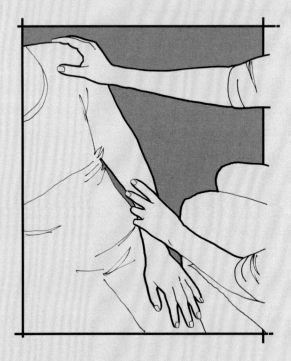

Abbildung 8.2

Umfassen Sie als Nächstes den Ellenbogen mit derselben Hand, die Sie für die Schulter genommen haben, und führen Sie langsame, sanfte Kreisbewegungen um ihn herum aus. Das kann über der Kleidung geschehen, wenn die Person lange Ärmel trägt (siehe Abbildung 8.3).

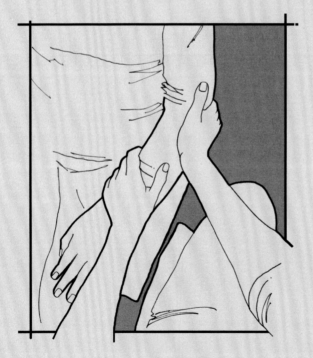

Abbildung 8.3

Führen Sie zum Schluss kreisende Bewegungen über dem Handgelenk aus. Ihre andere Hand kann die Hand von unten halten, oder, wenn die Hand des Empfängers auf etwas ruht, legen Sie Ihre Finger über seine Finger (siehe Abbildung 8.4).

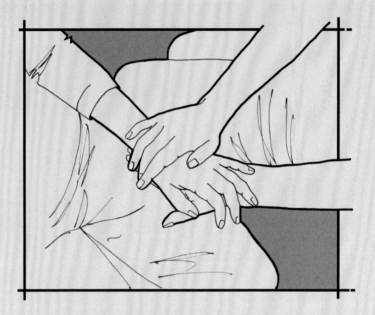

Abbildung 8.4

3. **Stützen Sie die Hand, deren Handfläche nach unten zeigt, und streichen Sie mit wärmenden, kreisenden Bewegungen über die Fingerknöchel.**

Lassen Sie Ihre Hand über den Knöcheln ruhen und wärmen Sie den Bereich mit einer langsamen, kreisenden Bewegung. Es ist nicht nötig, Druck auszuüben. Seien Sie vorsichtig über den Knöcheln, besonders wenn sie arthritisch, geschwollen oder deformiert sind. Versuchen Sie nicht, die Finger zu strecken oder in irgendeine Haltung zu bringen.

Zur Erinnerung: Geben Sie als Empfangende. Was fühlen Sie, während Sie über die Finger streichen? Unterscheidet sich die Temperatur von einem Finger zum nächsten? Beobachten Sie einfach die Unterschiede ohne zu versuchen, etwas zu „tun".

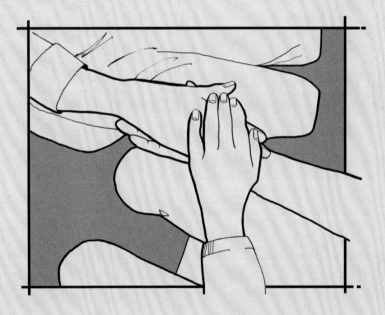

Abbildung 8.5

4. Wenden Sie streichende Bewegungen über dem Handrücken an

Die Grundtechnik der Massage, die eine entspannte Reaktion hervorruft, sind streichende Bewegungen (Effleurage) entlang der Muskeln und über die Muskeln. Da die Hand ein kleines Areal darstellt, können Sie für die Streichungen auf dem Handrücken Ihre Daumen verwenden (siehe Abbildung 8.6).

Betrachten Sie zunächst den Handrücken, ob es Bereiche mit Ausschlägen, Verletzungen oder Wunden gibt, die Sie meiden müssen. Bei den meisten Menschen hat der Handrücken nicht viel Fleisch, und ältere Personen haben zudem große Adern oder Äderungen in diesem Bereich. Üben Sie also keinen Druck aus, wenden Sie nur beruhigende, gleitende Streichungen vom Zentrum der Hand zu den Seiten hin an, als ob Sie eine Lotion auf die Haut auftragen.

Beginnen Sie beim oberen Teil der Hand (nahe dem Handgelenk). Stützen Sie die Hand mit Ihren Fingern und nehmen Sie Ihre Daumen, um sanft vom Zentrum zu den Seiten der Hand zu streichen. Wenn Sie die Daumen bewegen, bewegen Sie dabei Ihre ganze Hand und nicht nur die Daumen. Das verhindert, dass die Daumen ermüden. Führen Sie ein paar Streichungen durch und bewegen Sie dann Ihre Daumen in die Handmitte, um die gleitenden Bewegungen zu wiederholen. Beenden Sie diese Bewegung am unteren Teil der Hand, gerade über dem Fingeransatz. Es gibt keine feste Regel, wie oft man das wiederholen sollte, aber beginnen Sie, indem Sie mindestens drei Streichungen über jeden Bereich durchführen bei insgesamt neun Streichungen über die Hand.

Zur Erinnerung: Holen Sie sich Feedback von der empfangenden Person, oder beobachten Sie sie, um beurteilen zu können, ob sie sich bei dem, was Sie tun, wohlfühlt. Sie können jeden Teil der Abfolge ausfallen lassen, der für Sie nicht praktikabel ist.

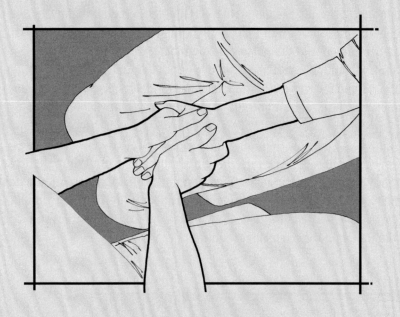

Abbildung 8.6

5. Wenden Sie streichende Bewegungen über die Handfläche an

Wenn möglich, drehen Sie langsam die Hand der Person um, den Daumen nach oben, so dass die Handfläche nach oben zeigt. Legen Sie Ihre Daumen nebeneinander in die Mitte der Handfläche und gleiten Sie dann von der Mitte nach außen zu den Seiten der Hand. Wenden Sie die Streichungen über jedem Bereich der Handfläche an. Normalerweise ist in der Handfläche etwas mehr Fleisch und die Streichungen fühlen sich verbundener an.

Beginnen Sie oben (gerade unterhalb des Handgelenks). Wenn Sie über die Handfläche streichen, gehen Sie auf den Ballen am unteren Ende des Daumens. Nach ein paar Streichungen über den oberen Teil der Handfläche, gleiten Sie in die Mitte und dann an das untere Ende der Handfläche über die Ballen, die zu den Fingern führen.

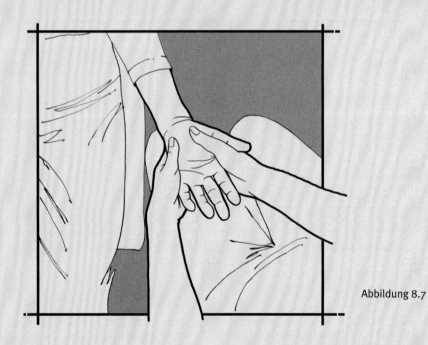

Abbildung 8.7

6. Streichungen entlang der Finger

Während Sie sich auf die Finger zubewegen, werden Ihre Gesten fokussierter. Sie können mit der Handfläche nach oben oder nach unten gedreht über die Finger streichen. Die Fähigkeit der empfangenden Person, die Handfläche zu drehen, spielt hier keine Rolle. Eine andere Frage wäre es: Sollte die Person „sich der Welt öffnen"? Dann streichen sie die Finger mit nach oben geöffneter Handfläche. Wenn die Person zerstreut oder abgelenkt wirkt und möglicherweise davon profitiert, sich nach innen zu fokussieren, dann entscheiden Sie die Finger mit der Handfläche nach unten zu streichen.

Indem Sie die Hand sanft stützen, streichen Sie sanft jeden Finger entlang, vom Knöchel bis zu den Fingerspitzen. Sie können dies auf unterschiedliche Weise tun, abhängig davon, was sich für Sie gut anfühlt.

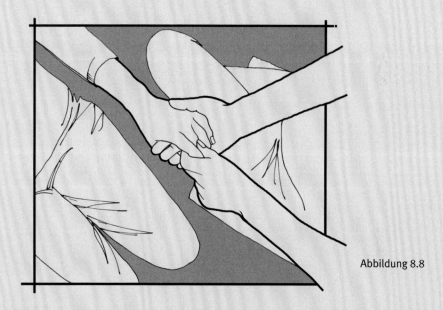

Abbildung 8.8

Sie können

- den Finger mit einer einzigen langen streichenden Bewegung entlanggleiten lassen, von unten bis zur Spitze

- kleine kreisende Bewegungen an den Seiten der Finger ausführen, während Sie nach unten gleiten

- oder in Intervallen leichten Druck ausüben, während Sie den Finger entlanggleiten, als wenn Sie „gehen" würden

Behandeln Sie jeden Finger einzeln. Quetschen Sie den Finger nicht, weil die Person sich dann sehr wahrscheinlich beklagen wird.

7. Erkunden Sie die Meridianpunkte nahe dem Daumen, Handgelenk, kleinen Finger und der Handfläche

Sie können einen oder mehrere Punkte wählen, aber die beste Wirkung erzielen Sie, wenn Sie mindestens eine bis drei Minute(n) Kontakt mit einem Punkt aufrechterhalten können. Vielleicht wählen Sie, abhängig vom Augenblick, unterschiedliche Punkte, je nachdem was sich „richtig" anfühlt oder was notwendig ist.

Sie können sich zu einem bestimmten Punkt die ganze Zeit oder nur zu einem bestimmten Zeitpunkt hingezogen fühlen. Es ist Teil des angenehmen Prozesses des Gebens durch Berührung, dass Sie lernen, Ihrer Intuition zu folgen. Sehen Sie sich die Box „Die innere Praxis" am Ende dieses Kapitels an, wenn Sie eine Anleitung zur Qualität der Berührung suchen, die Sie einsetzen können, um mit Energie zu arbeiten.

In Kapitel 5 (S. 80 ff.) finden sie mehr Einzelheiten über die Lokalisation der Punkte und ihre Wirkung. Kurz ausgeführt sind es die folgenden Punkte (siehe Seite 150 ff.):

- Dickdarm 4 (nahe dem Daumen) für Verdauung, Auslöschen oder Schmerz.

- *Achtung: Dieser Punkt darf niemals bei Schwangeren angewendet werden!*

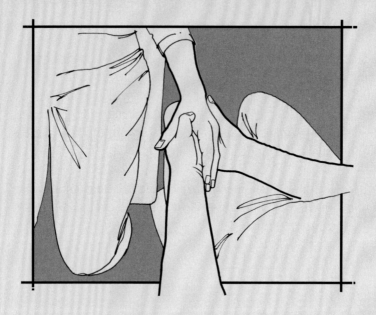

Abbildung 8.9

> Perikard 6 (nahe der Innenseite des Handgelenks) bei Übelkeit.

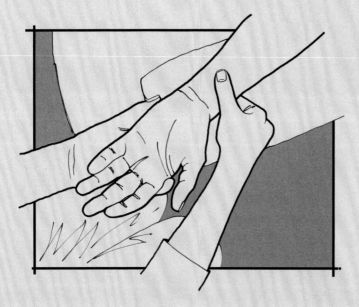

Abbildung 8.10

› Perikard 8 (auf der Handfläche) bei Erschöpfung oder Angst.

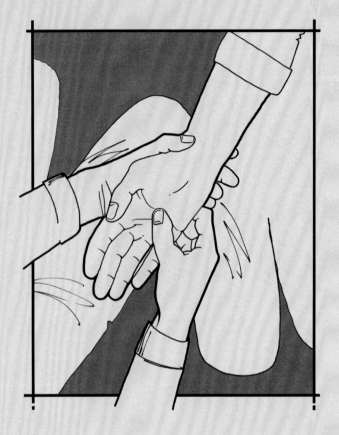

Abbildung 8.11

> Dünndarm 3 (nahe dem kleinen Finger) für Hals und Rücken.

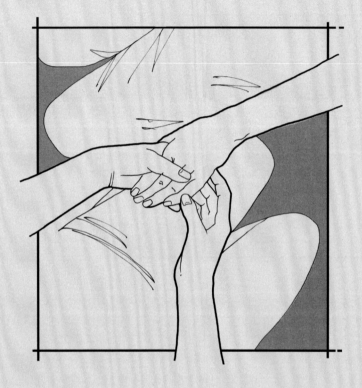

Abbildung 8.12

› Dreifacher Erwärmer 4 (am Handgelenk) für Entspannung der Muskeln und gesteigerte Energie.

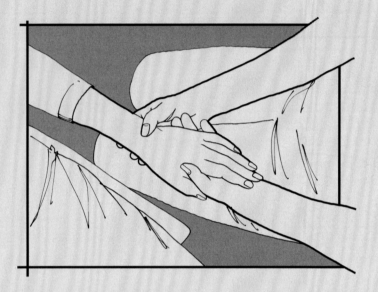

Abbildung 8.13

8. Halten Sie die Verbindung aufrecht: Halten Sie die Punkte an den Fingerspitzen

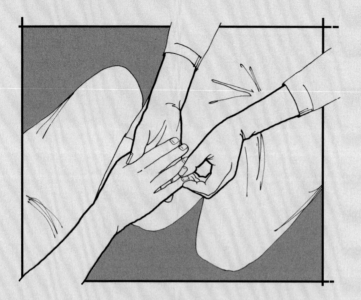

Abbildung 8.14

Alle Punkte an den Fingerspitzen sind sehr empfindlich. Um an diesen Punkten eine Verbindung herzustellen, halten Sie jeden sehr sanft, einen nach dem anderen. Verharren Sie eine Minute bis drei Minuten an einem Punkt; Sie können möglicherweise alle fünf Fingerspitzen behandeln, vielleicht auch nicht – das hängt von der Zeit und den Umständen ab. Achten Sie auf das Gesicht und den Atem der empfangenden Person; halten Sie, wenn möglich, Augenkontakt. Stellen Sie keine großen Erwartungen an die Situation, aber seien Sie offen für das, was die Energie mit sich bringt. Manchmal kann sich der wortlose Austausch wie ein Traum anfühlen und mit einem Bild beginnen.

9. Beenden Sie Arm und Hand, indem Sie das leichte, zarte Streichen von der Schulter bis zu den Fingerspitzen wiederholen

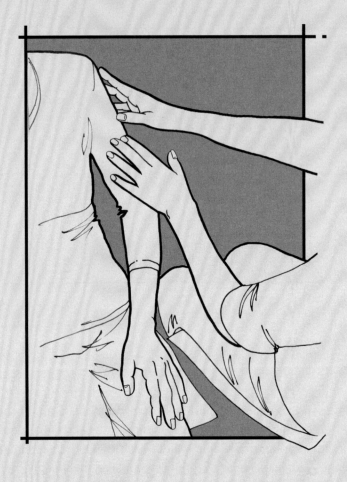

Abbildung 8.15

10. Gehen Sie auf die andere Seite des Empfängers

Wiederholen Sie, wenn möglich, die Schritte 1 bis 9 mit der zweiten Hand.

11. Abschluss

Wenn Sie fertig sind, halten Sie einen Augenblick inne und brechen Sie dann ganz bewusst den Kontakt zu der empfangenden Person ab. Atmen Sie aus und entspannen Sie sich. Beobachten Sie die Person. Achten Sie auf Veränderungen, die vielleicht eingetreten sind. Beobachten Sie sich selbst, wie fühlen Sie sich? Danach waschen Sie sich noch einmal die Hände.

> Berührung teilen

Waschen Sie sich zuerst die Hände

Das Händewaschen, das immer vorangehen muss bevor Sie beginnen, kann eine Gelegenheit sein, einige Augenblicke lang die Gedanken zu sammeln. Sie können die Zeit nutzen, um sich daran zu erinnern, ihr Tempo zu verringern, in Ihrem Körper gegenwärtig zu sein und bereit zu sein, über die Sinne Verbindung aufzunehmen. Vielleicht können Sie sich, wenn Sie an das Waschbecken treten, durch den Klang des fließenden Wassers an eine Verbindung zur Natur erinnern. Praktiker im Gesundheitsdienst singen oft ein kurzes Lied, um sicherzustellen, dass sie genügend Zeit mit dem Händewaschen verbringen.

Die folgenden Richtlinien des *Center for Disease Control and Prevention* (2010) und der *World Health Organization* (2009a, b) können äußere und innere Praktiken zusammenführen, wenn sie mit Bedacht ausgeführt werden.

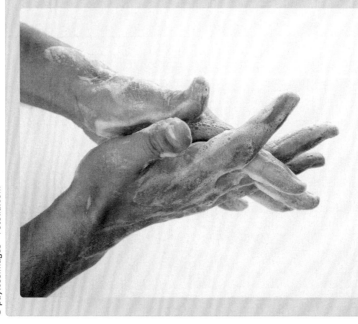
© paylessimages – Fotolia.com

Richtlinien für das Händewaschen

1. Befeuchten Sie die Hände mit Wasser.

2. Nehmen Sie genügend Seife, um die ganze Handoberfläche zu bedecken.

3. Reiben Sie die Handflächen kreisförmig gegeneinander.

4. Legen Sie die rechte Handfläche über den linken Handrücken und verschränken Sie die Finger und reiben Sie sie vor und zurück.

5. Legen Sie die linke Handfläche über den rechten Handrücken und verschränken Sie die Finger und reiben Sie sie vor und zurück.

6. Legen Sie die Handflächen aneinander, verschränken Sie die Finger und reiben Sie die Hand vor und zurück.

7. Legen Sie die äußere Seite der Finger in die Handfläche der anderen Hand, verschränken Sie die Finger und reiben Sie die Fingerspitzen vor und zurück.

8. Halten Sie den linken Daumen in der rechten Handfläche und lassen Sie ihn kreisen.

9. Halten Sie den rechten Daumen in der linken Handfläche und lassen Sie ihn kreisen.

10. Reiben Sie die Fingerspitzen der rechten Hand in der Handfläche der linken Hand.

11. Reiben Sie die Fingerspitzen der linken Hand in der Handfläche der rechten Hand.

12. Spülen Sie die Hände mit Wasser ab.

13. Trocknen Sie die Hände gründlich mit einem Papierhandtuch.

14. Drehen Sie den Wasserhahn mit dem gebrauchten Papierhandtuch zu.

15. Jetzt sind Ihre Hände sauber!

Ein Desinfektionsmittel für die Hände darf nur benutzt werden, wenn die Hände nicht offensichtlich schmutzig sind. Der Gebende sollte sich bewusst sein, dass Desinfektionsmittel Dermatitis und trockene Hände verursachen und die Qualität der Massage beeinträchtigen können. Wenn Sie das Desinfektionsmittel auf die Hände aufgetragen haben, folgen sie Punkt 3 bis 11 der Anleitungen für das Händewaschen und lassen Sie die Hände vollständig an der Luft trocknen.

Die innere Praxis

Sowohl Bewegung als auch Ruhe haben ihren Wert

Wenn Sie an einem Meridianpunkt sind, fragen Sie sich vielleicht, was man an einem so begrenzten Platz tut. In Frankreich wird die Akupressur „micro-massage" genannt, was darauf hinweist, dass der Zugang zu einem Meridianpunkt klein ist und normalerweise mit den Fingerspitzen erschlossen wird. Mit ruhenden Fingerspitzen kann der Praktiker eine rotierende Bewegung ausführen, dabei in Abständen Druck ausüben oder einfach einen Punkt halten. Es hängt davon ab, wo der Punkt sich befindet und was für den Empfänger angemessen ist. Für diejenigen, die eine tröstende Berührung empfangen, ist es schon ausreichend und wohltuend, wenn der Punkt in einer Weise gehalten wird, die ein Gefühl der Verbindung bewirkt.

Wenn Sie entscheiden, einen Punkt zu halten, bewirkt das Verschiedenes: Es schafft eine Ruhe in der Abfolge. Während Bewegung in der Massage die aktiveren, bewussteren Funktionen des Körpers unterstützt, unterstützt die Ruhe die rezeptive, unterbewusste Aktivität. Beides ist wichtig. Für den Gebenden ist das Halten des Meridianpunktes eine Gelegenheit auszuatmen, die Schultern fallen zu lassen und Arme und Oberkörper zu entspannen. Denken Sie daran: Berührung transportiert Informationen ebenso wie Empfindungen, Ihre Entspanntheit wird also dem Empfänger übermittelt.

Versuchen Sie, mindestens eine Minute lang oder bis zu drei Minuten an einem Punkt zu bleiben. Ihr Leitprinzip ist es, Empfänger-zentriert zu sein: Was immer also der Empfänger ertragen kann, ist der Schlüsselfaktor. Wenn Sie nicht genug Zeit haben, mit allen Punkten zu arbeiten, ist es besser, eine Auswahl vorzunehmen. Lassen Sie sich von Ihrer zentrierten Bewusstheit zu dem leiten, was sich in dem Augenblick am „besten" anfühlt. Vielleicht hat der Empfänger Symptome, die sich mit dem Meridianpunkt, den Sie auswählen, ansprechen lassen.

Wenn Ihre Gedanken zu aktiv sind und Sie einen anderen Weg brauchen, um sich zu fokussieren, können Sie Imagination (ein Teil Ihres Geistes) zum Prozess hinzufügen. Stellen Sie sich während Sie einen Punkt halten vor, Ihre Fingerspitze würde einen Lichtstrahl aussenden. Richten Sie diesen Lichtstrahl in den Punkt. *Zur Erinnerung:* Dies ist kein langer Prozess, er dauert nur ein paar Sekunden. Wenn Sie innehalten, schauen und fühlen Sie, was passiert. Beobachten Sie den Atem des Empfängers, sein Gesicht und jegliche Veränderungen in der Muskulatur.

> Beobachten Sie sich selbst. Dies ist eine der Möglichkeiten, wie die geteilte Berührung dem Gebenden nützen kann: Indem das Physische (durch Berührung) und die Bewusstheit (durch Beobachten) zusammengeführt werden, wird auch das Energetische einbezogen und das ganzheitliche Wesen Ihres Seins aufgedeckt.

Kapitel 9: Eine kurze Übersicht

Massage-Abfolge und Hinweise zur Praxis

Nachdem Sie die sanfte Handmassage, die detailliert in Kapitel 8 beschrieben wird, geübt und ausgeübt haben, können Sie diesen Überblick als Anleitung verwenden, wenn Sie die Massage jemandem anbieten. Denken Sie an die vorbereitenden Schritte, die in Kapitel 6 und 7 beschrieben werden: betrachten Sie die gegenwärtige Verfassung der empfangenden Person, achten Sie auf Vorsichtsmaßnahmen und Kontraindikationen, beraten Sie sich mit den medizinischen Fachkräften, die für den Pflegeplan verantwortlich sind, und stellen Sie alle notwendigen Utensilien zusammen.

Nehmen Sie sich mindestens drei bis fünf Minuten Zeit für jede Hand, bis zu 15 Minuten; die gesamte Sequenz sollte nicht länger als 20–30 Minuten dauern. Wandeln Sie den Ablauf entsprechend den Bedürfnissen des Empfängers, Ihren eigenen und denen des Umfeldes ab.

Vorbereitung

1. *Waschen Sie Ihre Hände* gründlich mit Seife und Wasser.

2. Nähern Sie sich dem Empfänger mit Respekt.

3. Atmen Sie dreimal langsam aus, um Ihr Bewusstsein und Ihren Körper eins werden zu lassen.

4. Falls nötig, wärmen Sie Ihre Hände, indem Sie sie kräftig aneinander reiben.

5. Erzählen Sie dem Empfänger, was Sie tun werden und bitten Sie um Erlaubnis, damit anzufangen. Machen Sie es für den Empfänger und dann für sich selbst bequem, wobei Sie sitzen oder stehen können.

Der erste Kontakt ist die Begrüßung

6. Betrachten Sie die Hände der empfangenden Person, um ihre individuellen Bedürfnisse *einschätzen* zu können. Vermeiden Sie, wenn notwendig, bestimmte Bereiche, wie es in Kapitel 6 „Bevor Sie beginnen" beschrieben wird.

7. Führen Sie mit beiden Händen *zarte Streichungen* den Arm hinunter aus, von den Schultern zu den Fingersitzen. Wiederholen Sie dies ein paar Mal.

Bringen Sie Wärme in die Verbindung

8. Vermitteln Sie ein Gefühl der Unterstützung, indem Sie eine Hand auf den Arm des Empfängers legen. Führen Sie mit der anderen Hand ein *wärmendes Kreisen* um das Schultergelenk aus.

9. Führen Sie mit einer Hand ein wärmendes Kreisen um den Ellenbogen aus.

10. Nehmen Sie das Handgelenk des Empfängers zwischen Ihre Handflächen, eine nach oben und eine nach unten. Führen Sie sanft wärmende Kreise über dem Handgelenk aus.

11. Halten Sie die Hand des Empfängers mit der Handfläche nach unten. Kreisen Sie sanft mit Ihrer oben liegenden Hand über den Knöcheln.

Streichen sie die Hand, um ein Fließen zu erzeugen

12. Die Handfläche des Empfängers zeigt nach unten und Sie *streichen den Handrücken* mit Ihren beiden Daumen, als ob Sie die Seiten eines geöffneten Buches glätten wollten, vom Zentrum zu den Seiten. Streichen sie oben, in der Mitte und unten, in jedem Bereich ein paar

Mal. Dieses Areal ist nicht gut gepolstert und sollte leicht gestrichen werden.

13. Wenn es geht, drehen Sie die Hand des Empfängers mit der Handfläche nach oben. Verwenden Sie sanfte *gleitende Streichungen über die Handfläche* in derselben Abfolge von oben nach unten wie in Schritt 12 beschrieben.

14. Mit der Handfläche nach oben oder unten gerichtet *streichen Sie die Finger* von den Knöcheln zu den Fingerspitzen. Wählen Sie eine einzige oder eine Kombination der folgenden Bewegungen: kleine Kreise, „gehen", gleiten. Quetschen Sie die Finger nicht. Achten Sie auf die Temperatur der Finger, während Sie sie streichen.

15. Vergewissern Sie sich bei der empfangenden Person – entweder durch Fragen oder durch Beobachten – ob die Streichungen und der Druck angenehm sind.

Halten Sie die Verbindung aufrecht

16. Halten, massieren oder drücken Sie leicht irgendeinen oder alle der folgenden Punkte:

    Di 4 (Dickdarm 4) zwischen Daumen und Zeigefinger **(Achtung: nicht bei Schwangeren anwenden!)**.

    Pe 6 (Perikard 6) an der Innenseite des Armes, nahe dem Handgelenk.

    Pe 8 (Perikard 8) auf der Handfläche.

    Dü 3 (Dünndarm 3) hinter dem Knöchel des kleinen Fingers, an der Grenze zwischen der hellen und der dunklen Haut.

    3E 4 (Dreifacher Erwärmer 4) auf dem Handrücken an der Handgelenksfalte.

Punkte an den Fingerspitzen am Nagelbett. Halten Sie nacheinander jeden Finger, wenn die Zeit es erlaubt; wenn nicht, fokussieren Sie auf einen oder mehrere Finger.

Eine Hand abschließen

17. Beenden Sie eine Hand mit demselbem *leichten, zarten Streichen*, mit dem Sie begonnen haben, und gehen Sie dabei von der Schulter bis zu den Fingerspitzen hinunter; wiederholen Sie dies ein paar Mal.

18. Nehmen Sie dann die *andere Hand* und folgen den Schritten 6 bis 17.

Beenden

19. Wenn Sie den Eindruck haben, fertig zu sein, *danken Sie dem Empfänger.*

20. Sie können einige Augenblicke *ruhig sitzen,* um zu beobachten, wie die gemeinsame Erfahrung auf Sie beide gewirkt hat.

21. *Waschen Sie Ihre Hände* gründlich, wenn Sie fertig sind.

Die innere Praxis

Beziehen Sie Berührung in Ihren Tag mit ein

Wenn Ihnen Berührung als Kommunikationsmittel bewusst ist, können Sie diese als eine Aktivität ansehen, die Sie mit anderen teilen. Sie können aber auch Bereiche daraus in Ihr tägliches Leben integrieren. Wenn zum Beispiel Aufgaben zu erledigen sind und die Pflegenden sich zeitlich unter Druck fühlen, können sie leicht frustriert werden, wenn jemand Widerstand leistet. In solchen Zeiten kommen Teile der Berührungsabfolgen sehr gelegen.

Das leichte, zarte Streichen des Armes kann zum Beispiel jemandem die Orientierung im Raum vermitteln, was beruhigend wirken kann. Eine Pflegerin fand diese Technik bei einer Frau mit Demenz nützlich, die zu aufgewühlt war, als sie aufwachte, und zu aufgeregt, um beim Ankleiden zu kooperieren. Als Worte sie nicht beruhigen konnten, bemerkte die Pflegerin, wie beruhigendes Streichen den Arm entlang der Frau half, die Fassung zurückzugewinnen. Dies wurde auch bei einem Mann mit Demenz angewendet, der sich weigerte, sich rasieren zu lassen. Die Pflegerin ließ sich nicht auf einen Kampf mit ihm ein, sondern strich stattdessen besänftigend den Arm entlang, um ihm den Übergang leichter zu machen und ihre Aufgabe durchführen zu können.

Mitten in der Routine der Pflege kann eine Hand, die auf die Schulter gelegt wird – vielleicht von einem ermutigenden Ausatmen begleitet – eine bedeutungsvolle Erfahrung sein. J. D. Elder, Koordinator des Massage Therapie Programms am *Mount Sinai Medical Center* in New York, erzählte, dass das Krankenhaus eine neue Palliativstation eröffnet, die Leistungen für Patienten, Pflegende und Angestellte anbieten wird. „Wir planen Workshops für Krankenschwestern und Personen, die mit der Pflege der Patienten zu tun haben, um sicherzustellen, dass sie unsere Sichtweise kennenlernen", erklärte er. „Obwohl sie vielleicht keine Handmassage anbieten, so können sie, wenn sie eine andere Art der körperlichen Pflege durchführen, wie z. B. Blutdruck messen, an diese Aufgaben mit derselben Art von Rücksicht und Gegenwärtigkeit herangehen. Wir versuchen ihnen beizubringen, zum Beispiel eine Hand aufmerksam für einen Augenblick auf die Schulter der Person zu legen, wenn sie den Blutdruck messen. Dies vermittelt ein kleines Maß an Beruhigung, statt einfach die Manschette umzulegen, den Druck abzulesen und hinauszugehen.

Die Geschwindigkeit, mit der wir etwas tun, bestimmt den Tenor der Botschaft, die wir übermitteln. Für uns als Fachleute ist an diesem Punkt der Grad unserer Bewusstheit und unserer Selbstbeherrschung wichtig", fügte er hinzu. „Es ist unsere Fähigkeit, aufmerksam, langsam und ruhig zu interagieren, die Tausende von Dingen, die wir vielleicht noch zu tun haben, zur Seite zu schieben, um in der Zeit, die wir mit unseren Patienten teilen, präsenter zu sein."

Einige Pflegende finden die Meridianpunkte auch bei der Selbstfürsorge nützlich. Sie fanden zum Beispiel den Di 4 Punkt (Dickdarm 4) hilfreich bei Kopfschmerzen. Wenn ein einzelner Punkt für so etwas eingesetzt wird, kann die Berührung dort häufig über den ganzen Tag hinweg angewendet werden.

Teil 3
Handmassage in der Praxis

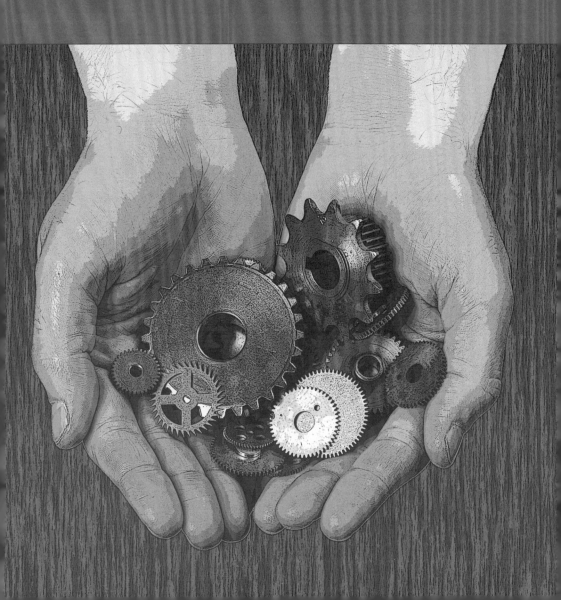

Kapitel 10: Zehn Herausforderungen beim Teilen von Berührung

Es gibt Zeiten im Leben, wo wir gezwungen werden, uns auf eine Reise zu machen, die wir eigentlich nicht unternehmen möchten – sei es durch eine Krankheit, einen Unfall oder die Gebrechlichkeit des Alters. Wir sind gefordert, diese Reise anzutreten, aber es ist nur natürlich, wenn sich in uns Widerstand dagegen regt. Auch wenn Sie nur eine tröstende Berührung geben möchten, werden Sie vielleicht feststellen, dass es dazu Mut braucht, Kameradschaft und einen kleinen Anstoß, um den ersten Schritt zu tun. Sie mögen die besten Absichten haben – aber Berührung zu teilen, selbst mit denen, die man liebt, ist nicht immer einfach. Wie sehen einige dieser Herausforderungen aus?

1. Das Tempo verlangsamen

Was meinen Sie, wann der folgende Text geschrieben wurde?

„In der Vergangenheit lebten die Menschen nach dem Prinzip des Gleichgewichts. Sie nahmen eine ausgewogene Diät in regelmäßigen Abständen zu sich, standen auf und gingen zu Bett zu regelmäßigen Zeiten, vermieden es, Körper und Geist übermäßig zu belasten und unterließen übermäßigen Genuss jeder Art. Heutzutage haben die Menschen ihre Lebensweise geändert. Sie trinken Wein als sei es Wasser, geben sich exzessiv destruktiven Beschäftigungen hin. Sie kennen nicht das Geheimnis, wie man seine Energie und Vitalität bewahrt. Auf der Suche nach aufregenden Gefühlen und flüchtigen Vergnügungen missachten die Menschen den natürlichen Rhythmus und die Ordnung des Universums. Sie schaffen es nicht, ihren Lebensstil und ihre Diät zu regeln und schlafen unvernünftig."
(Ni 1995, S. 1)

Diese Klage stammt aus *The Yellow Emperor's Classic*, einem grundlegenden Text der chinesischen Medizin, der vor ungefähr 2000 Jahren erschien. Offensichtlich ist Stress nichts Neues, und jede Generation hat Schwierigkeiten damit, Ruhe und ein sorgenfreies Leben zu finden.

Für die durchschnittlichen menschlichen Wesen, die fleißig lernen, arbeiten und ihre Kinder großziehen, war es nie einfach, das Tempo zu verlangsamen. Selbst in jenen fernen Tagen wurde Meditation mit dem Bemühen verglichen, mitten in einem reißenden Strom zu sitzen. Heutzutage tragen schnelle Transportmittel, Höchstgeschwindigkeits-Kommunikation und beengte Lebensverhältnisse zu unserem Gefühl eines wachsenden Tempos bei. Mitten in all diesem Trubel langsam zu werden, kann eine schwierige, fast unnatürliche Geste sein. Es ist eine Schwierigkeit, der Sie sich höchstwahrscheinlich gegenübersehen werden, eine Schwierigkeit, die Sie möglicherweise erst nach mehreren Anläufen überwinden können. Wie für die Meditation braucht man auch für das Herunterschalten in eine langsamere innere Gangart immer wieder *Übung*.

Setzen Sie Langsamkeit oder Ruhe nicht mit Nichtstun gleich! *Verlangsamen ist nicht eine Frage des weniger Tuns, sondern des mehr Fühlens.* „Ein Körper, der mit sich im Frieden lebt, ist nicht still; vielmehr ist sein Erregungsfluss wie der eines großen Stroms – tief und voll" (Lowen, 1990, S. 168). Hierdurch erhalten sowohl der Gebende als auch der Nehmende die Möglichkeit größeren Teilens.

2. Es ist hart, weich zu sein

Wir sind oft so beschäftigt, dass wir nicht merken, wie angespannt unsere Muskeln geworden sind und wie viel Sensibilität wir dadurch opfern. Berührung zu teilen, lädt Sie dazu ein, innezuhalten, um Ihre Finger dazu zu benutzen „zuzuhören", um Empfindungen aufzugreifen, die Sie leiten können. Sie berühren und lassen sich im Gegenzug berühren.

Während Ihre Sinne lebendig werden, fangen Sie an sich zu erinnern: „Ich bin ein Körper. Mein Körper ist weich, alles fließt, und mit meinem Atem strömt das Leben in mich hinein." Dies ist Genuss, ja, aber es ist auch die Grundlage der **Sittlichkeit**. Erst aus der Bewusstheit unserer eigenen Menschlichkeit heraus können wir andere respektieren und lieben.

Lassen Sie Ihre Berührung leicht und sanft sein. Lassen Sie sie eine Erholungspause von allem sein, was rau und schnell ist. Werden Sie weich für die Zeiten, in denen Sie weich sein müssen, damit Sie sich erinnern, wie man liebt. Wenn Sie nicht wissen, was Sie sagen sollen, oder jemand vielleicht nicht zuhören möchte, oder Worte einfach nicht ausreichen, können Sie Ihre Liebe, stärker als Ihnen bewusst ist, durch Ihre Hände fließen lassen.

3. Wenn es Widerstand gibt

Einige Menschen haben aus unterschiedlichen Gründen eine Aversion gegen Berührung. Die Bedeutung, die Berührung für einen Empfänger oder eine Empfängerin hat, lässt sich aus früheren Begegnungen ableiten, aus den Zielen dieses Berührungserlebnisses, aus kulturellen Faktoren und aus der Familiengeschichte. Ältere oder kranke Menschen erleben häufig auch eine Veränderung des Bildes, das sie von ihrem Körper haben, wodurch Berührung für sie mehr oder weniger akzeptabel wird (Hollinger und Buschmann, 1993). Wenn diese Menschen ein großes Bedürfnis nach Privatsphäre und privatem Raum haben, sind sie vielleicht nicht sehr empfänglich für eine anhaltende Berührung.

Für diejenigen, die unter Demenz leiden, kann die Wahrnehmung der Berührung zu einem verwirrenden Missverständnis darüber führen, was geteilt wird. Unter solchen Umständen werden Sie in ihren Augen und in ihrem Gesichtsausdruck erkennen, dass sie die Berührung, die Sie anbieten, missverstehen. Wenn Sie sich vorsichtig, sanft und mit beruhigenden

Worten bewegen, wird es die Bedrängnis, die diese Menschen empfinden, lindern; es kann jedoch sein, dass Sie nicht zu ihnen durchdringen können und daher die Berührung nicht mit ihnen teilen können, solange diese Menschen sich in solch einem geistigen Zustand befinden. Sie können die Personen gut ablenken und zur Aufhellung des Gemütes beitragen, wenn Sie Geschichten erzählen, Erinnerungen ansprechen oder Lieder singen; dies kann eine gute Einleitung für Berührung sein und dazu beitragen, einen positiven seelischen Zustand zu schaffen.

Wenn der Empfänger Berührung ablehnt – entweder durch eine verbale Aussage oder eine nicht-verbale Geste – sollte sein Wunsch respektiert werden, da dieser immer wichtiger ist als Ihre eigenen Absichten. Wenn Sie sich einer Person gegenüber sehen, die nicht an therapeutischer Berührung interessiert ist oder für die die Berührung nicht anwendbar ist, machen Sie einige Vorschläge für alternative Wege, die Sie einschlagen könnten (siehe Kapitel 6 „Bevor Sie beginnen").

Manchmal sträubt sich aber auch der Gebende. Sie sagen zwar: „Ich habe keine Zeit", aber möglicherweise sind Sie müde oder aufgebracht oder Sie fühlen sich anderweitig nicht wohl. Respektieren Sie Ihre eigenen Gefühle und Bedürfnisse als eine wichtige Lernerfahrung, damit Sie sich selbst vertrauen können. Widerstehen Sie nicht dem Widerstand, ganz gleich ob er vom Empfänger kommt oder aus Ihrem eigenen Inneren.

4. Umgang mit Angst

Es ist wichtig für Pflegepersonen, sich Ängste bewusst zu machen und sich ihnen zu stellen. Angst und Leugnen von Verzweiflung in Bezug auf die Pflege kann uns daran hindern, sanft zu sein und angemessene Hilfe anzubieten. Pflegende Personen sind manchmal ohne Absicht aufgrund dieser uneingestandenen Ängste nicht in der Lage, die bestmögliche Hilfe zu gewährleisten. Ein Beispiel hierfür wäre, wenn man jemanden ermuntert, weiterhin Medikamente einzunehmen, obwohl man weiß, dass sie nicht helfen, oder wenn man eine Behandlung gegen Schmerzen und Symptome nicht anbietet, aus Angst oder negativer Überzeugung hinsichtlich dieser Behandlung, ihrer Bedeutung und ihrer Wirkung.

In seinem Buch *Smile at Fear* beschreibt der Meditationslehrer Chogyan Trungpa einen friedlichen Weg, diese fundamentale Emotion anzunehmen. Der erste Schritt besteht darin, es einfach zuzugeben, wenn wir Angst haben. Dieses Eingeständnis, so sagt er, wird begleitet von einem Gefühl der Zärtlichkeit und Trauer zusammen mit Selbstakzeptanz. „Wenn es zu dieser Art von Freundlichkeit sich selbst gegenüber kommt, dann entwickelt man auch Freundlichkeit gegenüber dem Rest der Welt", schreibt er (Trungpa, 2009, S. 36).

Da ein aufmerksamer Einsatz von Berührung Körper und Geist zusammenführt, kann Berührung eine Art von Meditation in Aktion darstellen. Durch aufmerksames Praktizieren werden die Herausforderungen des Lebens zu einer Gelegenheit, unser Ziel, ein liebevoller Mensch zu sein, in Handlungen umzusetzen. Unsere aufrichtigen Bemühungen, ob wir nun ganz und gar das Ziel erreichen oder nicht, helfen, uns an unsere eigene Güte und die Güte in allem Lebendigen zu erinnern. Fundamentale Güte ist etwas, was wir alle erleben, wobei wir uns aber vielleicht nicht die Zeit nehmen, sie auszukosten. „Wann immer Sie eine leuchtende, schöne Farbe sehen, sind Sie Zeuge Ihrer eigenen, angeborenen Güte", fährt Trungpa fort. „Wann immer Sie etwas Süßes oder Saures schmecken, erleben Sie Ihre eigene fundamentale Güte. Wenn Sie in einem Raum sind und die Tür öffnen und nach draußen gehen, spüren Sie eine plötzliche Brise frischer Luft. Solch ein Erlebnis dauert vielleicht nur ein paar Sekunden, aber dieser Hauch frischer Luft ist der Geruch fundamentaler Güte." (Trungpa, 2009, S. 9)

Dieses Empfinden von Verbundenheit ist keine abstrakte Idee, sondern gefühlte Erfahrung. Es umfasst das Gefühl, mit sich selbst und anderen in Harmonie zu sein, und ein Gespür, dass alles verläuft, wie es sollte. Sie akzeptieren die Risiken und Verantwortungen Ihrer Handlungen; Sie sind bereit, Ihre Haltung zu verteidigen. Mit einer Körper – Geist – Reaktion auf Herausforderungen können Sie sich weniger allein fühlen und sich mehr untereinander und mit den tieferen Quellen des Lebens verbinden.

5. „Nichts" scheint zu passieren

Es ist normal, wenn Sie sich Fragen über die Wirkung Ihrer Berührung stellen. Oft halten wir Ausschau nach Hinweisen und Absicherungen bei externen Quellen. Hierzu gehört zum Beispiel, um Feedback zur Wirkung Ihrer Berührung zu bitten und zu versuchen, im Gesichtsausdruck und dem Verhalten des Empfängers zu lesen. Anzeichen von Wohlbehagen und Entspannung, Aussagen, die positive Effekte bestätigen und Verhaltensweisen, die einen Effekt vermuten lassen, können möglicherweise bestätigen, dass durch die Massage etwas geschieht.

Wenn es jedoch kein Feedback gibt, weder positives noch negatives, neigen wir dazu zu meinen, „nichts" sei passiert, nichts hat funktioniert oder die Massage war ineffektiv. Wenn der Empfangende Kommunikationshemmnisse hat, ist es besonders schwierig, weil wir dann gezwungen sind, andere Zeichen und Verhaltensweisen als die verbale Mitteilung zu suchen und zu interpretieren.

Eines der schwierigsten Dinge, die wir lernen müssen, ist, unseren eigenen inneren Gedanken und Wahrnehmungen über die Arbeit, die wir machen, Wert beizumessen und uns infolgedessen mit ihnen wohlzufühlen. Überzeugt davon zu sein, wie wir massieren und die Massage teilen, ist für uns als Pflegende ein wesentlicher Bestandteil unseres Wohlgefühls. Pflegende sollten die Handmassage so gut sie es vermögen und innerhalb der akzeptierten Grenzen des Empfängers ausführen. Die pflegende Person kann davon ausgehen, dass ihr Bemühen wohltuend war, wenn es den Bedürfnissen des Empfängers entsprach und die Ziele der Pflege erfüllte. Dieses Gefühl der Zuversicht kommt mit Praxis und Erfahrung, mit Wissen über Nutzen und Wirkungen und darüber, wie eine Massage abgewandelt werden muss, um optimal an den Empfänger angepasst zu sein. Auch die Zusammenarbeit mit einem Mentor oder Gleichgesinnten kann zu einem Feedback führen, das hilft, eine gute Praxis als solche zu erkennen. Dennoch kommen Selbstvertrauen und Wohlbefinden bei guter Praxis von innen heraus und können durch Selbst-Bewusstheit, Vorbereitung und innere Praktiken unterstützt werden, die in diesem Buch fortlaufend besprochen werden.

6. Wenn sich das Teilen von Berührung unbehaglich anfühlt

Obwohl Berührung ein natürlicher Instinkt ist, erfolgt ein vorsätzliches Berühren nicht immer automatisch. Vielmehr fühlen wir uns oft befangen und unerfahren, wenn wir anfangen, Berührung mit einer neuen Bewusstheit einzusetzen. Einen Lehrer oder eine Lehrerin an der Seite zu haben ist eine wunderbare Möglichkeit, jegliches anfängliche Zögern zu überwinden. Viele Einrichtungen bieten integrative medizinische Dienste an, und ein Massagetherapeut steht dann möglicherweise zur Verfügung. Schwestern und Hilfsschwestern haben auch oft eine Ausbildung in Massage, therapeutischer Berührung oder energetischen Praktiken wie Reiki. Schauen Sie, ob Sie jemanden finden, der es Ihnen zeigt oder Sie unterstützt.

Versuchen Sie, sich selbst nicht zu ernst zu nehmen während Sie lernen. Wir alle erinnern uns liebevoll an die peinlichen Augenblicke, Gespräche und Handlungen in der Vergangenheit, und obwohl wir zwar einige dieser Augenblicke gern ändern würden, so haben sie uns doch geholfen, zu der klugen und verständnisvollen Praxis zu gelangen, die jetzt Teil unseres ureigenen Wesens ist.

J. D. Elder, der Koordinator für Massagetherapie am *Mount Sinai Medical Center* des *Hertzberg Palliative Care Institute*, sagt den pflegenden Personen: „Wir sind alle ‚Anfänger am Anfang' und diese Erkenntnis hilft uns, bei jeder Massagesitzung für mögliche Neuigkeiten oder Neuheiten wach zu bleiben." Wenn Pflegepersonen Interesse daran zeigen, was er tut, unterrichtet er sie in der grundlegenden Hand- und Fußmassage. „Ich versuche ihnen zu zeigen, wie sie ihre Hände sanft einsetzen und leichten Massagedruck ausüben können und wie hilfreich dies sein kann, selbst wenn sie denken, sie tun ‚nichts'. Jemanden mit der Absicht zu berühren, ihn zu trösten, und gleichzeitig über Empathie und Mitgefühl eine Verbindung herzustellen, macht für die wahrgenommene Qualität der Erfahrung einen großen Unterschied", sagt er. Das integrative Team von Mount Sinai bietet Massagetherapie unentgeltlich an, sowohl für den Patienten als auch für die Familie.

7. Wenn die empfangende Person emotional wird

Eine der größten Wohltaten einer fokussierten, sanften Berührung ist die entspannte Reaktion, die sie hervorruft. Während Körper und Geist sich erholen, werden die Muskeln locker, und in der Folge kann ein Mensch einige seiner aufgestauten Emotionen loslassen. In der Massagetherapie entwickelt sich häufig eine starke Bindung zwischen dem Gebenden und dem Empfangenden, die über normale Bekanntschaften, Freundschaften und Beziehungen hinausgeht. Die Auswirkungen der Massage werden oft zu einem Highlight im Leben der empfangenden Person, das mit keiner anderen Beziehung zu vergleichen ist. Bei der Massage wird auch ein sehr wirkungsmächtiges Hormon ausgeschüttet, das Oxytocin. Dieses Hormon ist für größere Entspannung, verringerten Blutdruck und Abmilderung von Ängsten verantwortlich (Uvnas Moberg, 2003). Positive Interaktionen, die während der Berührungserfahrung entstehen, dazu die Ausschüttung von Oxytocin und die sich daraus ergebenden positiven physiologischen Auswirkungen, tragen dazu bei, den Empfänger auf emotionale Befreiung einzustellen. Ist sich die gebende Person dessen bewusst, so verstärkt sich hierdurch die Bindung zu dem Empfänger und erhöht die Bedeutung des Tuns.

Emotionale Befreiung äußert sich aber oft in Tränen. Der Gebende ist möglicherweise bekümmert oder empfindet Unbehagen, wenn es zu solch einem emotionalen Ausbruch kommt und wird vielleicht oft selbst emotional. Wie wohl fühlen Sie sich, wenn Menschen weinen oder Ihnen erzählen, sie seien unglücklich? Sind Sie in der Lage, über möglichen Rückhalt nachzudenken und ihn anzubieten, oder fühlen Sie sich unwohl und unfähig, tröstend zu reagieren? Es ist sehr wichtig sicherzustellen, dass die empfangende Person weiß, dass sie ein zuverlässiges Umfeld hat, das sie stützt. Bei Menschen, die krank sind oder sich dem Ende ihres Lebens nähern, sind emotionale Ausbrüche sehr normal und meistens geht es dabei um Verlust, Liebe und emotionalen Schmerz oder Leiden. Bei einigen Studien zeigten die Empfänger manchmal auch Gefühle wie Zorn oder Frustration über ihre Situation.

Wenn ein Empfänger emotional werden sollte, können Sie bei dem, was Sie gerade tun, innehalten und zeigen, wie bewusst Ihnen sein aufgebrachter Zustand ist und wie betroffen Sie sind. Sie können ihn fragen, ob er es gern hätte, wenn Sie die Massage wieder aufnehmen oder ob Sie lieber eine Weile aufhören sollen, um ihm die Möglichkeit zu geben, seine Gefühle zu verarbeiten. Wenn starke Emotionen hochkommen und der Empfänger von einer Beratung oder seelsorgerischen Betreuung profitieren könnte, können Sie die verantwortliche Person des Pflegedienstes benachrichtigen.

8. Veränderungen im Umfeld

Praktikern ist aufgefallen, dass die Tageszeit ebenso wie die Jahreszeit ihre Arbeit beeinflussen kann. Gegen Ende des Winters hatten alle Beteiligten eine schwere Zeit: die Teilnehmer, die Handmassage lernen wollten, und die Therapeuten, die sie betreuten; die Menschen schienen müde zu sein, es war schwierig, Verabredungen für die Supervisionen zu treffen, und niemand schien gute Ergebnisse zu erzielen. Die Energie des Winters, oder besser die fehlende Energie, hatte auf jeden ihre Auswirkung. Da die Gruppe sich der ständig wechselnden Lebenskraft bewusst war, hielt sie noch ein paar Wochen zusammen durch, bis die Stimmung sich änderte und mit dem beginnenden Frühling ein besserer Energiefluss zurückkehrte.

Ob Sie ein Morgenmensch oder ein Nachtmensch sind, kann auch Einfluss auf Sie haben. Uhrzeit, Jahreszeit und Umfeld tragen alle zu Ihrem physischen, energetischen und geistigen Zustand bei. Erwarten Sie also nicht, jedes Mal das Gleiche zu empfinden, wenn Sie versuchen, tröstende Berührung zu teilen. Wenn es aber besondere, für Sie hilfreiche Aktivitäten gibt, die dazu beitragen, ihre Stimmung in Zeiten zu verbessern, in denen Sie sich nicht sehr kompetent fühlen, probieren Sie sie aus!

9. Wenn Sie müde sind

Häufig ermüdet man im Winter leichter, besonders am Ende des Winters, wenn wir unsere Energiereserven aufgebraucht haben, um warm zu bleiben, und wenn die Muskeln vom Kampf gegen die Kälte verspannt sind. Überarbeitung, Sorgen und Alter wirken sich auch auf unsere Energiereserven aus. Die Philosophen-Ärzte der chinesischen Medizin halten die persönliche Energie oder *Qi* für einen der drei großen Schätze des Lebens, neben Verstand / Geist (*Shen*) und Essenz (*Jing*). Als wertvolle Ressourcen müssen diese drei Elemente zurückhaltend eingesetzt werden, da ihr Zusammenspiel Gesundheit, Glück, Stabilität und geistige Klarheit ausmacht.

Wenn Sie sich also müde fühlen, überanstrengen Sie sich nicht durch das Gefühl, Sie müssten eine Massage „vollführen". Akzeptieren Sie, wie Sie sich fühlen. Finden Sie einen Weg, sich zuerst wieder zu stärken, sei es durch einen kurzen Schlaf, eine innere Übung oder indem sie einige der Meridianpunkte gegen Erschöpfung einsetzen. Vielleicht können Sie sich mit einem Freund oder Familienmitglied zusammentun, um bei sich gegenseitig die Handmassage anzuwenden und so beide etwas zu lernen und sich umsorgt zu fühlen.

10. Schaffen Sie sich ein Team

All die Erfahrungen, die in diesem Buch beschrieben werden, sind das Ergebnis eines Team-Ansatzes zur Pflege. Finden Sie Unterstützung bei Praktikern und Praktikerinnen Ihres Umfeldes – seien es Ärzte, Krankenschwestern, Sozialarbeiter, Psychologen, Physiotherapeuten, Massagetherapeuten oder Akupunkteure – bevor sie Handmassage praktizieren. Sie sind sich möglicherweise nicht der Kontraindikationen und Vorsichtsmaßregeln bewusst, die bedacht werden müssen, aber die Praktiker wissen dies. Die Situation jedes Einzelnen ist unterschiedlich und Richtlinien können sich ändern; sie werden in der Lage sein, aufkommende Fragen zu beantworten.

Auch Fachleute verlassen sich auf Teammitglieder. J. D. Elder ist sehr dankbar für Hinweise von anderen Praktikern: „Wenn man mit jemandem arbeitet, der ernsthaft erkrankt ist, stellt die Krankheit nur eine Seite des Problems dar. Es kann andere Faktoren geben, die zum Unwohlsein des Patienten beitragen. Das Bett des Patienten kann zum Beispiel unbequem sein, oder seine Haut juckt. Vielleicht stört ihn auch der Lärm oder das Licht in seiner Umgebung. Dann gibt ist da noch das emotionale Leiden eines Patienten und seiner Angehörigen. Die Patienten machen sich oft sowohl um ihr eigenes Wohlergehen Sorgen als auch darum, ob es der Familie gut geht. Die Art, wie man eine Massage anbietet, kann helfen, zumindest *einige* dieser Variablen zu beeinflussen. Wir können vor der Sitzung das Umfeld anpassen und überprüfen (zum Beispiel das Licht dimmen, Musik auflegen und die verordneten Lotionen verwenden, um trockene, gereizte Haut zu pflegen). Wir können auch vorwiegend lindernde Massage anwenden und so helfen, Stress und quälende Symptome, Gedanken und Emotionen zu verringern. Um jedoch unsere Fähigkeit, unseren Patienten zu helfen, voll entfalten zu können, müssen wir uns eingestehen, dass wir nicht alles tun können und Vieles an andere Teammitglieder oder Ärzte weiterverweisen müssen, wenn es notwendig ist – zum Beispiel an einen Pfarrer, Psychologen oder Sozialarbeiter –, die die notwendige zusätzliche Unterstützung geben können. Das ist der Nutzen eines integrativen Ansatzes in der Pflege von Patienten – wir vertrauen untereinander auf die Expertise der anderen, und unsere Zusammenarbeit ist im besten Interesse unserer Patienten und Patientinnen."

Wenn Sie auf eine Schwierigkeit stoßen, betrachten Sie dies nicht als ein Problem; sehen Sie sie als das an, was in diesem Augenblick wahr ist. Jedes Mal, wenn Sie Berührung teilen, ist es etwas anderes. Erfahrungen werden sich entsprechend den Abläufen des Tages wie des Jahres ändern. Ihre eigene Stärke und Ihr Mut werden variieren. Das Interesse der empfangenden Person kann offensichtlich sein oder auch nicht. Nichts bleibt unverändert. Wichtig ist es, dem Fluss zu folgen, genügend Freiheit in der Sitzung zuzulassen, damit etwas Einzigartiges geschehen kann, etwas Wahres zwischen Ihnen und dem empfangenden Menschen.

Berührung teilen

Widerstehen Sie nicht dem Widerstand

John war ein hingebungsvoller Ehemann. Seine Liebe zu seiner Ehefrau, Christine, war spürbar und tief. Leider war sie im Endstadium einer Krebserkrankung und litt unter Erschöpfung, Schmerzen und Angst. John war sehr umsichtig und sorgte für ihre gesamte Pflege, zusammen mit den Menschen, die den Hauspflegedienst für seine Frau übernahmen. Durch seine militärische Ausbildung hatte er eine sehr strukturierte Art, all die täglichen Dinge zu erledigen. John hatte kein anderes Ventil, um die Angst, die er empfand, mitzuteilen, und so ergoss sich all seine Verzweiflung in eine strenge Überwachung von Christines Tagesablauf: Mahlzeiten, Medikamentengaben, Übungen, Besuche der Pflegebetreuung zu Hause, tägliches Waschen, Besuche der Sozialarbeiterin und der Krankenschwester. Er hatte das Gefühl, die Situation unter Kontrolle zu haben, wenn er dies machte; die Menschen jedoch, die Christine pflegten, erlebten ihn zeitweise als einen eingeschränkten und unflexiblen Mann.

Christines Tagesablauf zu reglementieren gab John ein Gefühl der Kontrolle, obwohl ihre Gesundheit außer Kontrolle geraten war. Es milderte ein wenig die Angst, die er empfand, denn er war nicht der Typ Mann, der frei über den Schmerz sprach, den er fühlte, und über die Möglichkeit, die Liebe seines Lebens zu verlieren. Nach seiner Philosophie musste er stark bleiben und alles unter Kontrolle haben, um Christine von einem Teil ihrer Last zu befreien.

Eines Tages rief die Krankenschwester an, um den wöchentlichen Besuch bei Christine zu verabreden. John sagte zu der Schwester: „Kommen Sie um 14.30 Uhr! Dann hat Christine Mittag gegessen und die Möglichkeit gehabt sich auszuruhen." Die Schwester kam um 14.45 Uhr. John war in einem anderen Zimmer, als die Pflegerin die Schwester hineinließ, um Christine zu besuchen. Als John auf der Türschwelle erschien und sah, wie die Schwester sich um Christine kümmerte, bekam er einen Wutanfall und schrie die Schwester an: „Sie sind zu spät gekommen! Was denken Sie sich dabei, zu dieser Uhrzeit zu kommen, um sich um meine Frau zu kümmern? Ich habe Ihnen gesagt, Sie sollen um 14.30 Uhr da sein."

Die Schwester wurde sofort ängstlich, da Johns Zorn so intensiv war. Sie dachte sofort: „Er versperrt den Türeingang und ich bin in diesem Zimmer in einer Falle, wenn er weiter so wütend ist." Sie dachte und fühlte auch: „Er muss wirklich sehr gestresst sein von der Fürsorge für seine Frau." Sie machte sich Sorgen um ihn und empfand Mitleid mit ihm wegen der Qual, die er empfinden musste.

Sie holte tief Luft und sagte: „Ich weiß nicht, ob Ihnen das bewusst ist, aber Sie schreien mich an und versperren mir den Weg, was mir ein wenig Angst macht. Ich sollte vielleicht gehen und später wiederkommen, wenn Sie nicht mehr so aufgeregt sind." Die Schwester konnte sehen, wie Johns Ärger weniger wurde, als ihm klar wurde, welchen Eindruck sein Zorn auf sie machte. Sie fuhr fort: „Sie machen das großartig hier, wie Sie alles für Ihre Frau organisieren. Ich bin so erstaunt, wie gut Sie sie versorgen. Es muss sehr schwer für Sie sein, wenn nicht alles so läuft, wie Sie es wünschen. Ich bin hier, um Ihnen zu helfen und möchte nur das Beste für Sie und Christine. Es tut mir leid, wenn ich nicht zu dem Zeitpunkt hier war, als Sie mich brauchten. Es gibt viele Dinge, die uns unterwegs aufhalten."

Als er dies hörte, entschuldigte sich John bei der Krankenschwester und sagte ihr, ihm sei nicht bewusst gewesen, dass er ihr Angst machte. Er habe jede der Schwestern, die sich jemals um seine Frau gekümmert hätten, sehr gern und würde sie nie verletzen wollen. Die Schwester erkannte, wie überwältigt er von seinen Emotionen war, und streckte ihre Hand aus, um ihm Unterstützung und Mitgefühl durch die Berührung anzubieten. Dies war ein sehr bedeutungsvoller Augenblick für ihn, und sie wurden danach die besten Freunde.

Die innere Praxis

In das Zentrum zurückkehren

Zu den Lebensrhythmen gehören Zeiten der Aktivität und der Ruhe, Licht und Dunkelheit, Wachsen und Schwinden. Dasselbe Prinzip ständiger Veränderung ist auch auf die Praxis anwendbar, bei der Sie Ihren Geist „zentrieren" und beruhigen müssen, wenn Sie mit jemandem Berührung teilen möchten. Das Gefühl zentriert zu sein, ist kein konstanter Zustand, und dorthin wieder zurückzukehren ist genauso ein Bestandteil der Praxis, wie zu versuchen, dies Gefühl neu zu schaffen.

Wenn Sie sich zentrieren, bevor Sie eine Massage beginnen, nehmen Sie sich einen Augenblick Zeit, um Ihre eigenen inneren Umstände einzuschätzen, und bringen Sie Ihre Gedanken und Gefühle an einen Ort, wo Sie sich auf den Empfangenden konzentrieren können, damit die Berührung „Empfänger-zentriert" ist. Sie können innere Praktiken anwenden – wie Atmen, Meditation oder Visualisierungen – um zu einem Zustand der Ruhe zu gelangen. Es kann jedoch viele Gelegenheiten geben, wo Sie dies besonders schwierig finden, entweder wegen Ihrer eigenen Gefühle oder wegen des Verhaltens des Empfängers.

Oft sind Menschen mit einer chronischen Krankheit, mit Demenz oder im Endstadium eines Krankheitsverlaufes nicht glücklich; manchmal schlagen sie nach Ihnen aus. Dann können Sie zornig oder aufgewühlt werden und Ihnen ist nicht danach zumute, die Hand auszustrecken und die Person zu berühren. Bei solchen Gelegenheiten ist es empfehlenswert, Hilfsmittel einzusetzen, die es Ihnen erleichtern, Ihre Stimmung unter Kontrolle zu halten, sei es nun eine der vorgeschlagenen inneren Praktiken oder eine Unterbrechung, während der Sie etwas tun, was Ihnen Freude macht, wie zum Beispiel spazieren gehen, Musik hören oder etwas Handwerkliches tun. Manchmal hilft es auch, mit den negativen Gedanken und Gefühlen einfach dazusitzen und zu warten, bis sie fort sind.

Sich Ihren Gemütszustand und die Qualität der Gedanken, die Sie hegen, bewusst zu machen, bevor Sie jemanden berühren, ist eine wichtige vorbereitende Übung, die ein ganz wesentlicher Teil der Massage ist. Wenn Sie nervös sind, zittern Ihre Hände unter Umständen oder Sie stottern, oder sie fühlen sich linkisch und handeln auch so. Wenn Sie ärgerlich sind, kann Ihre Berührung kurz und abrupt sein. Wenn Sie glücklich sind, ist die Berührung vielleicht voller Energie und leicht. Wenn Sie eine Handmassage mit jemandem teilen, werden Ihre Gedanken durch die Art und Weise, wie Sie sich bewegen, übertragen: durch Ihre Geschwindigkeit, Druck, Sensibilität und die Dauer, die Sie darauf verwenden.

Wenn Sie in Ihrer Herangehensweise nicht neutral sein können oder nicht besonders entspannt sind, können Sie vielleicht eine Technik anwenden, die sich „bedingungslose positive Wertschätzung" nennt. Bedingungslose positive Wertschätzung ist ein Ausdruck, der von Carl Rogers geprägt wurde, einem einflussreichen Psychologen und Begründer des Humanistischen Ansatzes in der Psychologie. Es ist eine Methode, einer Person Akzeptanz und Unterstützung zu zeigen, ganz gleich welcher Art ihre negativen Verhaltensweisen gewesen sind.

Dazu würde gehören, die Gedanken zu fokussieren auf Erklärungen wie: „Ich möchte das Beste für (Name der Person)." Dann beziehen Sie die Bedeutung des Satzes mit ein, um eine emotionale Verbindung zu der Aussage zu erhalten und letztlich zu der Person. Sie haben die Bedeutung erfolgreich in Ihre praktische Arbeit mit einbezogen, wenn Sie verstehen, was die Bedürfnisse dieses Menschen sind, die ihn dazu bringen, auf so negative Weise zu handeln, und wenn Sie Mitleid mit ihm haben können. Wenn Sie diese Bewusstheit erreicht haben, passen Sie Ihren Ansatz so gut Sie können an, damit er den Bedürfnissen entspricht. Warten Sie, bis sich die positiven Gefühle dem Menschen gegenüber bei Ihnen einstellen, bevor Sie die Berührung teilen.

Wenn Sie eine Handmassage mit jemandem teilen, möchten Sie doch im Verlauf dieses Erlebnisses keine negativen Gefühle entstehen lassen. Indem Sie bedingungslose positive Wertschätzung zeigen, konzentrieren Sie sich darauf, einen inneren Zustand zu kultivieren, der Ihnen dabei hilft dafür zu sorgen, dass Sie und der Empfänger eine schöne Erfahrung miteinander teilen können. Dies ist eine wichtige Denkweise, denn wir haben alle einmal zu irgendeinem Zeitpunkt negative Gedanken über uns und andere. Eine negative Haltung führt zu Urteilen, die oft unsere Art mit Menschen zu interagieren verändern und unsere Fähigkeit beeinträchtigen, eine Verbindung herzustellen.

Es gelingt Ihnen jedoch vielleicht nicht immer, positive Gedanken zu einer Person zu haben, und in solchen Momenten ist es wohl keine gute Idee, eine Handmassage zu teilen. Andererseits können manchmal auch die Durchführung der Massage selbst und die positiven Gefühle, die sie mit sich bringen kann, die vorteilhaften Veränderungen entstehen lassen, die Sie brauchen. Die Rückkehr in Ihr eigenes Zentrum bedeutet, aktiv Ihre Gedanken und Emotionen zu steuern – wie auch immer Sie das bewerkstelligen – und so werden Sie, wenn Sie Ihre Hand ausstrecken, Ihre innere Schönheit durch Ihre Hände hindurchströmen lassen.

Kapitel 11: Anpassung an unterschiedliche Bedürfnisse

Die Hände sind der leichteste, sicherste und natürlichste Körperbereich, um Berührung zu teilen. Wenn man jedoch Massage bei jemandem anwendet, der älter ist oder krank, sind unter Umständen einige Anpassungen notwendig. Es gibt Gegebenheiten, wo eine Handmassage vermieden werden oder der Gebende mit Vorsicht vorgehen sollte. In Kapitel 6 „Bevor Sie beginnen" werden Vorsichtsmaßregeln und Kontraindikationen angesprochen, neben alternativen Therapien, die statt einer Massagetherapie angewendet werden könnten.

Häufige Krankheiten bei älteren Menschen

Wenn Krankheiten ein fortgeschrittenes Stadium erreicht haben, können ihre Symptome sich auf alle Aktivitäten des täglichen Lebens auswirken. Immer dann, wenn eine Person, die massiert wird, dabei Unbehagen zum Ausdruck bringt oder von Krankheitssymptomen gequält wird, ist Massage nicht mehr angebracht und die Behandlung der Symptome steht im Vordergrund. Im Folgenden werden die häufigsten Krankheiten aufgezählt, die ältere Menschen betreffen und einige Richtlinien für Ihre Massagepraktiken gegeben. Bedenken Sie, dass Berührung fast immer in der einen oder anderen Form möglich ist.

Demenz

Demenz ist eine irreversible, behindernde Krankheit, die durch den allmählichen Ausfall von Gehirnfunktionen entsteht. Menschen mit Demenz erleben einen fortschreitenden Verlust von Gedächtnis, Sprache, Persönlichkeit und Fähigkeiten der Wahrnehmung und des Geistes. Sie können die üblichen alltäglichen Aufgaben nicht mehr erledigen, die wir alle für selbstverständlich halten. Im fortgeschrittenen Stadium können sie aufgrund ihrer Unbeweglichkeit die Kontrolle über ihre Muskelaktivität verlieren, wobei ihre Arme und Beine hypertonisch werden und Deformationen entstehen, die man als Kontrakturen bezeichnet. Menschen mit Demenz leben oft in Pflegeheimen, da die Versorgung, die sie benötigen, sehr intensiv ist.

Weil diese Menschen ihre Fähigkeit zu sprechen und verbalen Kontakt aufzunehmen verlieren, wird Berührung zu einem wichtigen Mittel, um mit ihnen zu kommunizieren. Es sind viele Untersuchungen mit unterschiedlichen Arten der Berührung durchgeführt worden, die unterstreichen, wie nützlich diese sind, wenn man sich mit den spezifischen Belangen von Menschen mit Demenz befasst. Studien und Erfahrungen zeigen, dass Massage in dieser Gruppe von Menschen bereitwillig akzeptiert wird (Malaquin-Pavan, 1997; Trombley, 2003). Wie ein einjähriges Studienprojekt zeigte, konnte zarte Berührung Angst mildern und Schmerzen verringern (Sansone und Schmitt, 2000). Handmassage verringert erwiesenermaßen aufgeregtes Verhalten bei Menschen mit Demenz (Hicks-Moore und Robinson, 2008; Kramer und Smith, 1999; Remington, 2002). Nach einer Handmassage stellten pflegende Personen fest, dass sich die funktionalen Fähigkeiten bei den Empfängern verbesserten und sie alerter wurden (Kilstoff und Chenoweth, 1998).

Innerhalb dieses Buches erhalten Sie immer wieder Vorschläge und finden Erzählungen dazu, wie Handmassage für einen Menschen mit Demenz angepasst werden kann. Menschen mit Demenz begrüßen normalerweise Berührung, wenn man sich ihnen langsam und mit aufrichtiger Besorgnis nähert. Schwierigkeiten entstehen, wenn sie herumwandern oder erregt agieren. Unter Umständen brüllen sie, schreien oder ziehen die Hand weg und sehen Sie mit verwirrtem Blick an. Verbale Anweisungen sind in solchen Zeiten möglicherweise wertlos, aber Sie können versuchen, über Berührung zu kommunizieren. Eine aufmerksame Berührung an der Schulter oder am Arm kann helfen. Denken Sie daran, dass wiederholende Bewegungen oft beruhigend und vorhersagbar und für Menschen mit Demenz ein höchst beruhigendes Berührungserlebnis sind. Beginnen Sie mit sehr wenig am Anfang und bauen Sie allmählich auf dem auf, was Sie tun können.

Wenn Sie aber bei dem Versuch, sie zu beruhigen, Wörter benutzen, stellen Sie sich Ihre Stimme wie eine tröstende Hand vor. Wenn sie immer wieder dieselben Fragen stellen, lenken Sie die Aufmerksamkeit auf das, was Sie tun; fragen Sie, wie die Berührung sich anfühlt, benennen Sie die Finger, während Sie sie berühren, oder zählen Sie die Finger. Wenn die Person die Hand wegzieht und unkooperativ zu sein scheint, hören Sie mit der Massage auf und beschwichtigen Sie sie. Versuchen Sie einen anderen Ansatz oder kommen Sie zu einem anderen Zeitpunkt wieder. Vor allem aber seien Sie geduldig! Von allen Menschen, mit denen Sie Massage teilen, können die Demenzkranken den größten Nutzen aus dem nonverbalen und doch zutiefst persönlichen Austausch ziehen, der dem Gebenden manchmal einen kurzen Blick auf die Person gewährt, die sie einst waren.

Krebs

Eine sanfte Handmassage ist zwar eine sichere Art von Massagetherapie, die man Menschen mit Krebs anbieten kann, aber Sie müssen möglicherweise doch Anpassungen vornehmen bei dem, was Sie machen und wie lange Sie es machen, abhängig davon, wie die Person sich fühlt, unter welchen Symptomen sie leidet und welche Behandlung sie gegen die Krebserkrankung erhält. Arzt und Pflegeteam werden entscheiden, ob Massage angemessen ist, und sie müssen immer zu Rate gezogen werden, bevor eine Massage angewendet wird.

Krebs hat je nach Krebsart, nach dem Ausmaß der Erkrankung und den Organen und Systemen, die betroffen sind, unterschiedliche Auswirkungen auf den Menschen. Im Allgemeinen verursachen die meisten Krebsarten Schwäche, Erschöpfung, Unwohlsein und Gewichtsverlust. Lungenkrebs führt zu Kurzatmigkeit und Husten. Blutkrebs wie Leukämie hat Auswirkungen auf das Blutbild und birgt die Gefahr von Blutungen, Anämie und Infektionen. Krebs in der Bauchhöhle, wie Dickdarmkrebs oder Bauchspeicheldrüsenkrebs, kann Schmerzen, Krämpfe, Durchfall und Verstopfung verursachen. Knochenkrebs verursacht Schmerzen in den Knochen, einen dumpfen, heimtückischen, andauernden Schmerz. Leberkrebs führt zu Schmerzen und Schwellungen im Bauch und zu Gelbsucht, wenn der Gallengang blockiert ist. Krebs im Gehirn kann Veränderungen des geistigen Zustandes, Krämpfe und andere neurologische Probleme verursachen, abhängig davon, wo der Gehirntumor angesiedelt ist.

Sie bemerken vielleicht Kachexie, das Schwinden von Gewebe und Muskeln, das wir in Kapitel 6 im Abschnitt „Kontraindikationen und Vorsichtsmaßnahmen" beschrieben haben. Ein Mangel an Binde- oder Fettgewebe, das die Muskeln und Knochen in Händen und Armen stützt, hat Auswirkungen darauf, wie Sie die Massage ausführen können und macht ein sehr leichtes und sanftes Streichen besonders notwendig.

Wenn der Krebs das Endstadium erreicht und in andere Organe und Gewebe gestreut hat (Metastasen) und der betreffende Mensch sich seinem Lebensende nähert, ist eine Handmassage sehr tröstlich und ein wunderbares Instrument für die pflegende Person. Setzen Sie leichte Berührungen und sanfte, langsame Bewegungen der Massagetherapie ein. Lotionen und Cremes sind angenehm für die Haut, die oft trocken und wie aus Papier zu sein scheint; verwenden Sie, was immer von der Einrichtung erlaubt ist, wenn die betreffende Person in einem Heim ist. Vergewissern Sie sich oft bei der empfangenden Person, ob sie bequem liegt und die Streichungen nicht zu tief sind oder Schmerzen verursachen.

Massage für Menschen mit Krebs wird in den führenden Institutionen der Gesundheitsfürsorge in New York eingesetzt und gelehrt. Wendy Miner ist Programm-Koordinatorin des *Integrative Medicine Service* (IMS) am *Memorial Sloan-Kettering Cancer Center*, wo Massagetherapie und Praxisabläufe entwickelt werden, um den Bedürfnissen der akut kranken Krebspatienten, die in Behandlung sind, gerecht zu werden. (Siehe auch „Berührung teilen" am Ende dieses Kapitels.) Am *Mount Sinai Medical Center* koordiniert J. D. Elder das Massagetherapie-Programm, das Krebspatienten und anderen in seinem angegliederten *Hertzberg Palliative Care Institute* tröstende Massage anbietet. Im *Beth Israel Medical Center* integriert die Abteilung *MJHS Hospice and Palliative Care* für stationäre Patienten und Patientinnen unter der Leitung des Chefarztes Russell Portnoy Standardverfahren für Schmerztherapie mit weiterer Hilfe durch Massagetherapie, die sowohl von zugelassenen Massagetherapeuten als auch von Studierenden der Massagetherapie unter Supervision angeboten wird.

Schlaganfall

Ein Schlaganfall wird ausgelöst, wenn die Arterien, die das Gehirn mit Blut versorgen, verschlossen werden, wodurch es zu einem ischämischen Schlaganfall oder Bruch kommt, der einen hämorraghischen Schlaganfall verursacht. Bereiche des Gehirns erhalten aufgrund der Unterbrechung des Blutflusses oder der Blutung in das Gewebe kein sauerstoffhaltiges Blut mehr. Die betroffenen Gewebebereiche fangen an abzusterben, und das wiederum wirkt sich auf die Körperfunktionen aus, die durch diesen Gehirnabschnitt gesteuert werden. Abhängig vom betroffenen Bereich ist die erkrankte Person unter Umständen nicht mehr in der Lage, die Muskeln einer Körperseite zu bewegen oder zu gehen, sprechen, sehen oder Dinge normal zu fühlen.

Schlaganfälle in der rechten Gehirnhälfte verursachen linksseitige Lähmung, Sprech- und Sprachprobleme, verlangsamtes Verhalten und Gedächtnisverlust. Das Ergebnis ist eine spastische oder schlaffe Paralyse, je nachdem welche motorischen Neuronen betroffen sind. Arm und Hand der nicht betroffenen Seite werden ganz anders aussehen und sich ganz anders anfühlen, als die der betroffenen Seite.

Wenn Sie mit einem Menschen mit schlaffer Paralyse eine Massage teilen, stellen Sie sicher, dass Hand, Handgelenk und Ellenbogen bequem liegen. Bei spastischer Paralyse ist die Bewegung, wie Sie feststellen werden, eingeschränkt durch Kontrakturen, und Sie werden die Massage in der Armhaltung durchführen müssen, die Sie gerade vorfinden. Die Person wird nicht in der Lage sein, den betroffenen Arm zu bewegen oder ihn zurückzuziehen, wenn die Massagestreichungen zu unangenehm sind. Daher sollten Tiefe, Streichungen und Druck vorsichtig angewendet werden, und Sie sollten während Ihrer Arbeit den Empfänger um Feedback bitten.

Während der Massage müssen Sie den Arm die ganze Zeit mit Kissen und Polstern stützen. Bei spastischer Paralyse können die Fingernägel die Haut der Handfläche verletzen, wenn die Hand zu einer Faust geballt ist. Die Pflegeperson, die hauptsächlich für den Kranken zuständig ist, legt oft eine aufgerollte Bandage, Watte oder ein kleines Handtuch in die Hand, um die Handfläche vor Verletzungen zu schützen. Wenn Sie an der Hand arbeiten, versuchen Sie nicht, die geballte Faust zu öffnen, sondern arbeiten Sie über die Faust hinweg. Im Laufe der Zeit kann die Massage den Armmuskeln helfen sich zu strecken und den Bewegungsspielraum zu vergrößern.

Herzerkrankungen

Herzerkrankungen beeinträchtigen eine große Anzahl älterer Menschen und bringen Symptome mit sich, die die Annehmlichkeit während der Massage stören. Bei einer fortgeschrittenen Herzerkrankung kann die Person unter Atemnot leiden, wenn sie ruht, und kann Sauerstoff benötigen, um die Atmung zu unterstützen. Sie leidet möglicherweise unter ständigem Husten und Flüssigkeitsansammlung in der Lunge, was zu Stauungen führt. Manchmal sind diese Stauungen zu hören, wenn die Person atmet. Ein Mensch mit einer Herzerkrankung, der unter Stauungen und Atemnot leidet, muss immer mit erhöhtem Brustkorb gelagert und mit Kissen im Rücken gestützt werden. Die Sauerstoffzufuhr sollte nicht wegen der Massage unterbrochen werden. Einige Menschen mit Herzerkrankungen können immer wieder auftretende Schmerzen im Brustkorb oder Herzrasen haben. Die Schmerzen im Brustkorb können mit Nitroglyzerin, Sauerstoff und Ruhe behandelt werden. Wenn im Verlauf der Massage Schmerzen auftreten, sollten Sie abbrechen und Angestellte oder Pfleger informieren, die der Person durch Medikamente helfen können und über den weiteren Behandlungsverlauf entscheiden. Die Massage kann wieder aufgenommen werden, wenn die Schmerzen verschwunden sind und der Empfänger sich besser fühlt.

Menschen mit einer Herzerkrankung können Schwellungen in den Händen, Armen und im Rücken haben. Da ihr Herz uneffektiv pumpt, staut sich

Flüssigkeit in der Lunge und im Gewebe. Am leichtesten kann die Flüssigkeit sich an der Peripherie sammeln. Wenn die Person bettlägerig ist, lagert die Flüssigkeit sich durch die Schwerkraft in den Händen und am unteren Ende des Rückgrats ab. Wenn die Person noch gehen kann, sehen Sie Schwellungen an den Füßen, Fußknöcheln und Beinen. Gewebe, das Flüssigkeit enthält, fühlt sich bei Berührung schwammig an und sieht wie eine Apfelsinenschale aus.

Schwellungen in den Händen sind leicht zu entdecken. Hände und Finger sehen aufgequollen aus und die Form der Hand hat sich verändert. Das kann dazu führen, dass Ringe und Armbänder zu eng werden und die Person die Hand nicht mehr vollständig zu einer Faust schließen kann. Wenn überhaupt Massage an diesen Stellen angewendet werden soll, muss sie sehr oberflächlich sein. Sie können jedoch die Hand erhöht auf ein Kissen legen, damit die Flüssigkeit abfließt. Beraten Sie sich mit dem Arzt des Gesundheitsdienstes, bevor Sie weitermachen.

Lungenkrankheiten

Zu den Lungenkrankheiten gehören Asthma, Sarkoidose, chronisch obstruktive Lungenerkrankungen oder Emphysem. Lungenkrebs kann ebenfalls Symptome verursachen, die die Atmung beeinträchtigen. Der für die Atmung zur Verfügung stehende Bereich des Lungengewebes ist äußerst klein, wodurch Menschen mit Lungenkrebs, selbst wenn sie ruhen, kurzatmig sind und einen chronischen Husten haben, der schleimigen Auswurf hervorbringen kann. Oft erhalten sie Sauerstoff: entweder durch einen Tubus unterhalb der Nase oder eine Maske, die Nase und Mund bedeckt. Bei Menschen mit Atemproblemen ist es wichtig, sie vor der Massage bequem zu lagern und ihnen das Atmen so weit wie möglich zu erleichtern. Jede zusätzliche Schwierigkeit mit dem Atmen, Husten und nach Luft Ringen wird wahrscheinlich die Massage unterbrechen.

Ein Patient mit einer Lungenkrankheit sollte nicht flach im Bett liegen, sondern der Brustkorb sollte erhöht auf einem Kissen ruhen. Bevor Sie mit der Massage beginnen, ist unter Umständen die Anwendung eines Inhalators notwendig, wenn der Empfänger nach Luft ringt oder hohe Töne beim Atmen zu hören sind.

Nach Luft Ringen ist verbreitet bei Asthma und chronisch obstruktiven Lungenerkrankungen. Die Behandlung mit einem Inhalator öffnet die Luftwege und leitet mehr Luft in die Lunge. Gewisse Inhalatoren verursachen einen Tremor, seien Sie also nicht überrascht, wenn die empfangende Person zittrige Hände hat oder sich nur schwer entspannen kann. Beraten Sie sich mit dem Empfänger, den wichtigsten Pflegepersonen und den Angestellten der betreffenden Einrichtung und besprechen Sie die notwendige Behandlung, wenn Sie normalerweise zu diesen Entscheidungen nicht hinzugezogen werden.

Ihnen fällt vielleicht auf, dass die Hautfarbe der Person aschfahl ist oder einen blauen oder grauen Farbton hat. Dies tritt häufig bei schweren Lungenkrankheiten auf. Auch die Nase kann blau sein und die Lippen sind manchmal blau oder lilafarben. Diese Farbe kann zwar die übliche Gesichtsfarbe sein, aber Sie sollten darauf achten, ob sie sich im Laufe der Massage verändert.

Wenn der Empfänger zu irgendeinem Zeitpunkt verwirrt oder aufgeregt wird, kann dies ein Zeichen schlechter Sauerstoffversorgung im Gehirn sein. Sie sollten die Massage beenden, wenn dies auftritt, und die Angestellten der Einrichtung, die Pflegenden oder verantwortlichen Entscheidungsträger informieren, damit sie eine angemessene Behandlung einleiten können.

Wenn die empfangende Person eine Lungenentzündung oder Brustinfektion hat, was eine häufige Komplikation bei Menschen mit Lungenkrankheiten ist, müssen Sie einen neuen Zeitplan für die Massage aufstellen, denn die Arbeit mit jemandem, der eine Infektion hat, ist kontraindiziert. Sie könnten sich selbst gefährden, wenn die Infektion über Tröpfchen in der Luft verbreitet wird.

Die Haut an den Händen und Armen ist bei Menschen mit einer Lungenkrankheit oft trocken und farblos. Vielleicht bemerken Sie blaue Nagelbetten oder graue oder blaue Fingerspitzen, die durch die schlechte Versorgung mit sauerstoffreichem Blut verursacht wird. Menschen mit Lungenkrankheiten sind oft auch ausgemergelt und besitzen wenig Bindegewebe und Fettreserven unter der Haut. Die Bereiche, in denen die Haut sehr empfindlich und kaum mit Fettgewebe unterlagert ist, sollten sehr leicht massiert werden. Wenn Menschen, die Probleme mit dem Atmen haben, sich entspannen, wird das Atmen leichter. Sie sollten daher nicht den Wert der Handmassage unterschätzen, wenn es darum geht, Menschen mit Lungenkrankheiten dazu zu verhelfen, sich zu entspannen und besser zu fühlen.

Symptome bewerten

Wann immer ein Symptom störend für den Empfänger wird, ist die Wahrscheinlichkeit, dass die Massage den gewünschten Effekt erzielt, reduziert. Die empfangende Person kann sich nicht entspannen, wenn sie Schmerzen hat. Ebenso wenig kann sie sich konzentrieren oder die Massage genießen, wenn sie Probleme mit dem Atmen hat. Sie wird die Massage nicht ertragen können, wenn sie unbequem liegt, und die Massage wird nichts nützen, wenn die Art und Weise, wie Sie Massage teilen, Schmerzen oder Unbehagen verursacht. Das Bewerten der Symptome ist deshalb hilfreich und wichtig. Es ist eine Richtlinie für Sie, um zu entscheiden, ob Sie die Massage beenden und Hilfe bei anderen Praktikern des Gesundheitsdienstes suchen müssen, oder ob ein Symptom durch die Massage gelindert oder behoben werden kann.

Es ist hilfreich, eine Skala für das Messen von Symptomen zu verwenden, damit Sie eine Vorstellung davon haben, wie schwerwiegend die Symptome eines Empfängers sind und ob sie die Massage stören können. Eine Skala von 0 bis 10 trägt z. B. dazu bei, den Schweregrad des Schmerzes zu beurteilen, wenn der Betroffene wach und orientiert ist und eine Zahl zwischen 0 und 10 nennen kann, um seinen Grad des Schmerzes zu bewerten (0 = kein Schmerz, 10 = der schlimmste vorstellbare Schmerz). Ein Schmerzlevel von 5 oder mehr sollte Sie veranlassen, sich nach dem

Schmerzmanagement zu erkundigen und mit den Verantwortlichen der Gesundheitsfürsorge zusammenzuarbeiten. Die Wong-Baker FACES-Beurteilungsskala für Schmerz, bei der das Bild eines Gesichtes benutzt wird, das zum Gefühl des Kranken passt, kann bei Kindern nützlich sein und bei Menschen, die kommunikative oder kognitive Schwierigkeiten haben (Wong-Baker FACES Foundation, 2011).

Es gibt ähnliche Bewertungsskalen für Angst, Depression, Kurzatmigkeit, Erschöpfung und eine ganze Reihe anderer Symptome, die dabei helfen, den Level zu messen, auf dem der Empfänger die Symptome erlebt. Wenn Sie in einer Einrichtung arbeiten, hat diese vielleicht standardisierte Skalen, die sie benutzt, um die Schwere von Symptomen zu beurteilen.

Nach der Massage könnten Sie wiederum den Schweregrad der beobachteten Symptome neu bewerten, um einzuschätzen, ob der Empfänger sie nun anders erlebt und ob die Massage dazu beigetragen hat, diese Symptome zu reduzieren oder abzumildern.

Hautprobleme

Hautausschläge, Rötungen, trockene Haut und Verletzungen müssen begutachtet werden, bevor ein bestimmter Bereich massiert wird. Wenn Hautprobleme vorliegen, benötigen Sie immer die Genehmigung des behandelnden Arztes.

Trockene Haut kann ein Zeichen für Dehydrierung sein: Wenn Sie vorsichtig die Haut zwischen zwei Finger nehmen, sie leicht hochziehen und dann loslassen, können Sie sehen, ob sie wie ein kleines Zelt hochsteht. Die normale Elastizität und Geschmeidigkeit lässt die Haut normalerweise in ihre Ausgangslage zurückgleiten, wenn Sie loslassen; wenn der Körper jedoch dehydriert ist, bleibt die Haut zeltartig stehen.

Es kommt zu Dehydrierung, wenn eine Person nicht in der Lage ist, genügend Wasser im Körper zu speichern, und sie kann von anderen Symptomen begleitet sein, wie Schwäche, Erschöpfung, Abmagerung, Anorexie und Gewichtverlust. Wenn der Empfänger Durchfall hat, nicht genügend gegessen oder getrunken oder sich übergeben hat, wird er auch höchstwahrscheinlich dehydriert sein. Bei Dehydrierung ist der Blutdruck niedrig. Die Massage sollte nur vorsichtig mit leichtem, oberflächlichem Streichen ausgeführt werden.

Verletzungen schmerzen, wenn man sie berührt, und sie können mit Schwellungen, Hitze und Entzündungen einhergehen. Wenn die Verletzungen sich an den Händen und Armen befinden, sollten diese Bereiche bei der Handmassage vermieden werden. Auch wenn die Person leicht blaue Flecke bekommt, werden Sie den Druck, den Sie ausüben, anpassen müssen. Sie können Handmassage erteilen, wenn es Schnitte auf der Hand und am Arm gibt, aber Sie sollten vermeiden, direkt auf den Wunden, Schnitten und neuen Operationsstellen zu massieren.

Hautausschläge, die den gesamten Bereich betreffen, verbieten den Einsatz von Handmassage. Es mag andere Körperbereiche geben, die nicht vom Ausschlag befallen sind und wo die Massage angewendet werden kann; in diesem Buch befassen wir uns jedoch nicht mit diesen Bereichen. Abhängig von der Art und der Behandlung des Ausschlages werden der Arzt und das Pflegeteam Ihnen Ratschläge zur Massage geben.

Ganz allgemein machen Ausschläge die Haut empfindlich für Berührung und verursachen Juckreiz. Die empfangende Person sollte angehalten werden, die juckende Haut nicht zu kratzen, da hierdurch Verletzungen entstehen und Schwellungen und Rötungen sich verstärken. Außerdem juckt der betroffene Bereich dann noch stärker. Leichtes Klopfen kann in einigen Fällen Erleichterung bringen, zusätzlich zu Kälteanwendungen, z. B. mit kalten bzw. feuchten Tüchern.

Handbeschwerden

Wenn Handmassage angeboten wird, gibt es zusätzlich zu den Herausforderungen durch Krankheit besondere Gegebenheiten, von denen Arme und Hände betroffen sein können und die eine Massage beeinträchtigen, so dass eine Anpassung Ihrer Vorgehensweise notwendig wird.

Arthritis ist die häufigste Krankheit, von der die Hände betroffen sind. Rheumatoide Arthritis verursacht Entzündungen, Hitze, Röte und Schmerzen in den Gelenken. In der akuten Phase einer Entzündung können die Gelenke geschwollen und rot sein, und Massage darf in diesem Bereich nicht angewendet werden. Das Bewegen der Finger und Gelenke kann Schmerzen verursachen und Sie können als Anzeichen für diese Krankheit auch Deformationen der Gelenke erkennen. Ihre Handmassage muss sehr leicht und oberflächlich sein und sich an den Äußerungen des Empfängers über möglichen Schmerz oder Unbehagen orientieren. Achten Sie darauf, Hand und Arm zu stützen und Gelenkbewegungen so gering wie möglich zu halten, wenn diese Schmerzen verursachen. Am besten wird kein Druck auf Knochen und Gelenke ausgeübt, da dies auch schmerzhaft sein könnte.

Kontrakturen sind ein weiteres Problem, das die Hände betreffen kann. Eine Kontraktur ist eine anormale Verkürzung der Muskeln und Sehnen, die zu einer Verrenkung in dem betroffenen Bereich führt. Kontrakturen kommen am häufigsten in den Gelenken von Armen und Beinen vor und stören die Beweglichkeit. Bettlägerige Menschen oder Menschen mit Gehirn- und Rückenmarksproblemen haben häufig Kontrakturen. Es ist dann oft schwer, die Arme zu bewegen und in eine bestimmte Position zu bringen, wenn sie kontrahiert sind. Versuchen Sie nicht, Arm, Handgelenk oder Hand zu strecken oder den Arm in eine Position zu zwingen, in der er normalerweise nicht verharrt. Das kann zu Verletzungen und Schmerzen führen.

Bei Kontrakturen sollte der Ablauf der Handmassage verändert werden, und Sie sollten mit dem Bereich beginnen, der am zugänglichsten ist. Das sind meistens die äußere Seite des Arms, der Oberarm, Handrücken und Daumen. Achten Sie im Verlauf der Massage auf jede kleine Veränderung.

Sie sollten nicht erwarten, dass sich die Kontrakturen im Laufe der Zeit vollständig lösen, da ihre Ursache mit neurologischen Schäden im Gehirn zusammenhängt, aber Sie werden vielleicht nach den wiederholten, sanften Massagebewegungen feststellen, wie die Muskeln sich verlängern und lockern und einige Bewegungen in diesem Bereich leichter fallen.

Tuben und andere Hilfsmittel

Wenn Sie in einem krankenpflegerischen Umfeld arbeiten oder mit jemandem, der krank ist und zuhause medizinische Versorgung erhält, gibt es eine Reihe von medizinischen Hilfsmitteln, auf die Sie vielleicht stoßen. Viele dieser Hilfsmittel schränken Ihre Möglichkeiten, Handmassage zu teilen, nicht ein. Sie müssen aber ggf., abhängig von den jeweiligen medizinischen Hilfsmitteln, die Lagerung oder Ihren Massageansatz abwandeln. Die vorhandenen Tuben oder anderen Hilfsmittel sollten Sie nicht abschrecken. Wenn Sie Ihnen nicht vertraut sind, fragen Sie die medizinischen Fachkräfte, bevor Sie überlegen, wie Sie Ihre Massage abändern könnten.

Intravenöse Leitungen

Intravenöse Katheter und Leitungen sind die häufigsten medizinischen Apparaturen, die sie an Händen und Armen sehen werden. Über der Einsatzstelle haben sie einen Verband und sie sind manchmal mit einer chirurgischen Naht gesichert, meistens aber mit einem durchsichtigen Verband und Pflaster. Sie dürfen nicht über oder nahe einem intravenösen Katheter massieren. Wenn Sie um intravenöse Leitungen herum arbeiten, achten Sie darauf, nicht an den Schläuchen zu ziehen oder sie zu knicken, den Schlauch abzuziehen oder ein Kissen darauf zu legen. Dem Empfänger wurden vielleicht Infusionstherapien verschrieben, wie zum Beispiel eine intravenöse Schmerzbehandlung, Antibiotika, Flüssigkeitszufuhr, Chemotherapie oder Nahrungsergänzungsstoffe, die er fortlaufend erhält.

AV Fistel

Menschen mit einer Nierenerkrankung, die dialysepflichtig sind oder waren, haben möglicherweise eine arteriovenöse Fistel. Bei dieser Operation werden Arterien über ein großes künstliches Blutgefäß mit Venen in den Armen verbunden; dieses künstliche Blutgefäß dient als Zugang, um das Blut durch die Dialyse-Maschine zu filtern. Wenn Sie die AV Fistel berühren, ertasten Sie große wulstige Gefäße, die unter Ihren Fingern summen oder vibrieren. Dieses vibrierende Gefühl entsteht durch das Wirbeln oder Strömen des arteriellen und venösen Blutes. Gewisse Prozeduren sind an einem Arm mit einer AV Fistel nicht erlaubt, wie zum Beispiel eine Blutabnahme oder das Messen des Blutdrucks. Sie müssen immer vorab den Arzt konsultieren und seine Erlaubnis einholen, wenn Sie die Hand oder den Arm mit einer AV Fistel massieren wollen; ggf. wird man es ablehnen.

Harnkatheter und Kolostomiebeutel

Harnkatheter leiten Urin aus der Harnblase ab. Sie werden zwar nicht im Bereich des Katheters arbeiten, aber die Art, wie der Empfänger gelagert ist, kann sich auf die Katheterschläuche und die Auffangbeutel auswirken. Achten Sie auf die Beutel, die an der Seite des Bettes oder des Stuhls herabhängen, damit Sie sich nicht auf die Schläuche lehnen oder sie abknicken. In den Kolostomiebeuteln sammelt sich der Stuhl aus einer Öffnung im Abdomen, und auch dies ist ein Bereich, um den herum Sie Vorsicht walten lassen müssen.

Trachealtubus

Der Trachealtubus befindet sich an der Vorderseite des Halses und öffnet die Luftröhre. Wenn Sie Schulter und Arm massieren, achten Sie darauf, nicht an den Befestigungen, die den Tubus sichern, zu ziehen. Sie müssen auch im Auge behalten, wie der Empfänger gelagert ist, damit seine Luftröhre offen ist und er bequem atmen kann. Wenn Menschen mit einer Tracheostomie husten, kommt gelegentlich Schleim aus dem Trachealtubus.

Es kann notwendig sein, die Massage zu unterbrechen, um dem Empfänger die Gelegenheit zu geben, den Schleim zu entfernen und den Tubus zu reinigen. Wenn Sie regelmäßig bei diesem Umgang mit der Tracheostomie helfen, denken Sie daran, sich die Hände zu waschen, bevor Sie mit der Massage fortfahren.

Drainagetubus

Tuben unterschiedlicher Größe werden oft verwendet, um Schwellungen zu reduzieren, Flüssigkeit aus bestimmten Bereichen ablaufen zu lassen und diese in einem Drainagebeutel zu sammeln. Die Schwerkraft entfernt die Flüssigkeit aus dem Bereich, der drainiert werden soll, und sammelt sie in einem Beutel unterhalb der Höhe der betroffenen Körperstelle. Man kann diese Hilfsmittel an vielen Körperbereichen sehen. Wenn so etwas vorhanden ist, achten Sie darauf, sich nicht daran anzulehnen oder daran zu ziehen. Einige Drainagen funktionieren über einen Saugeffekt und sind nicht von der Schwerkraft abhängig. Sie sollten keine Kissen an Stellen ablegen, wo sie den Drainageapparat stören.

Ein Brusttubus wird an der rechten oder linken Seite des Brustkorbs angebracht. Er kann große Schmerzen verursachen und stört die Lagerung des Empfängers für die Massage. Der Drainageapparat ist oft mit einer Absaugapparatur in der Wand verbunden, die ein Blubbern und ein ständiges Geräusch des Drainageapparates erzeugt. Sie müssen ganz besonders auf das Atmen des Empfängers achten und auf Hinweise auf jegliche Art von Schmerzen. Der Patient sollte niemals ganz flach liegen oder auf dem Brusttubus. Achten Sie darauf, nicht an dem Tubus zu ziehen oder ihn zu knicken. Man kann Kissen verwenden, um den Arm über dem Brusttubus zu stützen, aber Sie sollten keinen Druck ausüben oder das Abfließen der Flüssigkeit durch den Tubus behindern. Menschen mit einem Brusttubus erhalten oft auch eine Sauerstofftherapie.

Kontrollgeräte / Monitore

Kontrollgeräte für den Sauerstoffsättigungswert werden oft an einem Finger angebracht und überwachen den Sauerstoffgehalt des Blutes. Der Empfänger wird meistens eine Sauerstoffmaske tragen oder auch intubiert sein. Wenn die Sauerstoffsättigung niedrig ist, d.h. unter 90 Prozent, beschließt das Pflegeteam möglicherweise, dass die Handmassage nicht angebracht ist, bis der Sauerstoffsättigungsgrad höher ist.

Kontrollgeräte für den Blutdruck – dazu gehört die Anbringung einer Manschette am Arm, die regelmäßig den Blutdruck eines Menschen misst. Sie können ein Mitglied des Pflegeteams bitten, die Manschette vom Arm zu entfernen, damit sie die Massage teilen können, ohne durch die Manschette gestört zu werden. Wenn das nicht möglich ist, wird das regelmäßige Aufpumpen der Blutdruckmanschette die Massage unterbrechen. Sie sollten mit der Handmassage warten, bis das Kontrollgerät den Druck gemessen hat.

Herzmonitore sind über Kabel mit dem Brustkorb und manchmal mit den Armen und Beinen verbunden. Vergewissern Sie sich, wenn Sie Massage teilen, dass Sie nicht an den Kabeln ziehen oder diese vom Patienten trennen. Wenn Sie Lotion verwenden, sollte sie nicht zu dicht an den Kabeln aufgetragen werden, da sie die Haftung der Befestigungspads verringert. Wenn sich ein Kabel gelöst hat, löst dies einen Alarm auf dem Kontrollgerät aus und die Pflegekräfte müssen es wieder befestigen oder in die richtige Position bringen. Sie können um die Kabel herum arbeiten und sich dabei vorsehen, dass Sie ihr Funktionieren nicht behindern. Sie finden unter Umständen auch einen Monitor vor, der den Herzrhythmus aufzeichnet. Es kann interessant und nützlich sein, am Anfang der Massage auf die Herzfrequenz und den Herzrhythmus zu achten und zu sehen, ob sie sich im Verlauf der Massage verändern. Höchstwahrscheinlich werden Sie sehen, wie die Herzfrequenz sinkt und der Rhythmus gleichmäßiger wird.

Sauerstoffmaske und -schlauch

Diese können über Nase und Mund angebracht sein. Wenn Sie bei einem Empfänger eine Sauerstoffmaske oder Nasenkanüle bemerken, sollten Sie diese nicht entfernen. Die Tatsache, dass eine Sauerstofftherapie angewendet wird, gibt Ihnen den weiteren Hinweis, dass der Empfänger Schwierigkeiten beim Atmen hat und daher nicht flach auf dem Bett gelagert werden sollte. Ein Sauerstoffschlauch dürfte eigentlich die Ausübung einer Handmassage nicht stören, Sie sollten aber sorgfältig darauf achten, den Schlauch nicht zu trennen, zu ziehen oder zu knicken. Wenn die Maske oder der Schlauch sich nicht über der Nase und / oder dem Mund befinden und Ihnen dies auffällt, fragen Sie den Patienten, ob er Hilfe braucht, um sie wieder in die richtige Position zu bringen. Wenn Sie selbst nicht oft damit zu tun haben, eine Sauerstoffmaske anzulegen, bitten Sie die Pfleger, dies zu tun.

Wie bei jeder neuen Erfahrung gibt es eine Zeit des Lernens und der Anpassung. Während Sie um diese Schläuche und Hilfsmittel herum arbeiten und ihre Funktionen kennenlernen, werden Sie mit immer größerer Selbstverständlichkeit und Fertigkeit diese Dinge nahtlos in ihre Massagepraxis integrieren.

> Berührung teilen

Erwägen Sie, fachliche Hilfe in Anspruch zu nehmen

„Berührungstherapie für Pflegende" ist ein Kurs, der seit langem Teil des *Integrative Medicine Service* (IMS) des *Memorial Sloan-Kettering Cancer Center* ist, einem der größten integrativen Medizin-Zentren der USA. Etwa 60 Fachleute des IMS arbeiten in Forschung, Lehre und Behandlung von Symptomen, die in Zusammenhang mit Krebs und Krebsbehandlung stehen. Kliniker und Klinikerinnen, die sich in vielen Disziplinen spezialisiert haben – einschließlich Massagetherapie, Musiktherapie, Tanztherapie, Akupunktur, Yoga, Sport, Ernährung und Meditation – teilen ihr Können mit Tausenden von Menschen im Jahr, die entweder ambulant behandelt werden oder stationär. IMS hat das Ziel, die Lebensqualität der Patienten und Patientinnen zu verbessern, Symptome zu behandeln und Fachleute aus der Gesundheitsfürsorge und die Öffentlichkeit zu unterrichten, und daneben über naturheilkundliche und klinische Therapien zu forschen, die möglicherweise für die Patienten von Nutzen sein könnten. Als Dienstleistung für Patienten, Fachleute aus der Gesundheitsfürsorge und die allgemeine Öffentlichkeit hat IMS eine Webseite entwickelt, auf der die Öffentlichkeit mehr über die Ergebnisse erfahren kann (Memorial Sloan-Kettering Cancer Center, 2011).

Rocco Caputo, ein amtlich zugelassener Massagetherapeut und geprüfter neuromuskulärer Therapeut, arbeitet seit zehn Jahren für den IMS. Er hat eine lebendige, jugendliche Art und begrüßt jeden Besucher mit einem Lächeln. In seinem Raum für die Massagetherapie balanciert er die ernsthafte Seite seiner Arbeit mit etwas Heiterkeit aus.

Caputo unterrichtet einmal im Monat den Kursus für Pflegekräfte im Freizeitraum des Krankenhauses. Der Kursus wird gebührenfrei vom IMS angeboten und steht allen offen, die daran interessiert sind, Freunde oder Verwandte bei ihrer Krebserkrankung und -behandlung zu unterstützen.

Der 90-minütige Kurs beginnt meistens mit der Ausrichtung der Aufmerksamkeit auf die Atmung.

„Wenn jemand Angst hat, atmet er ein, aber oft atmet er nicht gut aus", erklärte Caputo. „Ich ermuntere die Kursteilnehmer, einzuatmen und dann lange und langsam auszuatmen und dabei zu versuchen, die Lunge ganz zu entleeren und einen leeren Raum zu schaffen, der es beim nächsten Einatmen der frischen Luft erlaubt, diese Leere zu füllen, die vorher die ‚alte Luft' zurückgehalten hatte." Dann zeigt er, wie man sanfte Berührung einsetzt, indem man zunächst einfach seine Hände auf die Schultern eines Empfängers legt und dann beruhigend über den oberen Rückenbereich, die Arme oder Hände streicht. Dabei sind Wiederholung und Leichtigkeit der Berührung ein wichtiger Schlüssel.

„Sanfte, fürsorgliche, heilende Berührung sind etwas ganz Wichtiges, das man teilen kann. Studien zeigen, wie wertvoll einfaches Händehalten sein kann", sagt Caputo, „und wir möchten den Menschen die Wohltat übermitteln, die Berührung geben kann." Die Patienten des *Memorial Sloan-Kettering* werden von den Medizinern aufgrund bestimmter Symptome an den IMS überwiesen, werden aber vor Behandlungsbeginn von den Therapeuten genau untersucht, um Klarheit über sichere und angemessene Vorgehensweisen zu erhalten.

Der *Integrative Medicine Service* veröffentlichte 2004 eine Studie, die untersuchte, wie Massage, einschließlich leichter Berührung und Fußmassage, auf Symptome wirkt, die bei Krebs und der Krebsbehandlung auftreten. Im Laufe von drei Jahren nahmen 1.290 Patienten und Patientinnen teil, die über schwere Symptome wie Schmerz, Erschöpfung, Stress / Angst, Übelkeit und Depression berichteten. Nachdem sie Berührungstherapie erhalten hatten, verringerten die Symptome sich um etwa 50 %, wobei die Besserung bei den ambulanten Patienten etwas höher war, als bei den stationären (Cassileth und Vickers, 2004).

Wie Caputo weiß, ist das erste Problem, das er bei den pflegenden Menschen ansprechen muss, ihre Angst. „Viel zu viele Pflegende hören auf, den geliebten Menschen zu berühren, wenn die Behandlung beginnt, weil sie vor allem, was um sie herum geschieht, Angst haben und sie sich fürchten, etwas falsch zu machen", erklärt er. „Im Unterricht lernen sie einige der technischen Aspekte der Berührung kennen, wie man also Massage sicher anwendet und mit den Geräten vorsichtig ist – den ganzen Apparaturen, die an ihren geliebten Menschen angebracht sind – und sie lernen, trotzdem keine Angst davor zu haben."

In seinem Kursus gibt Caputo einen Überblick über Kontraindikationen und Vorsichtsmaßregeln, die am *Memorial Sloan-Kettering* bei Krebspatienten berücksichtigt werden: „Keine Massage über neuen Schnitt- und Bestrahlungsbereichen oder Tumoren. Halten Sie sich fern von allen Schläuchen und Geräten. Keine Massage unterhalb einer Lymphknotensektion wegen einer Prädisposition für Schwellungen (Lymphödem) und keine Massage bei Blutgerinnseln oder einer Blutplättchenzahl von unter 50.000." (Weiteres zu Kontraindikationen und Vorsichtsmaßnahmen finden Sie in Kapitel 6, „Bevor Sie beginnen".)

„Unter Berücksichtigung der Situation des Einzelnen, wähle ich einen Bereich, in dem ich sicher arbeiten kann. Oft ist es nur die Hand, wenn die Blutplättchenzahl im Keller ist, wegen der Bequemlichkeit für den Patienten oder der vielen Geräte – Schläuche, künstliche Zugänge zum Magen (PEG), Brustkorbschläuche, Pumpen, Shunts –, die die Arbeit in anderen Bereichen einschränken. Aber jeder Bereich, der gefahrlos berührt werden kann, sollte einbezogen werden."

Nach Erfahrung der Fachleute am *Memorial Sloan-Kettering* ist bei stationären Patienten 20 Minuten ein guter Zeitrahmen für eine Berührungstherapie. „Wie unsere Untersuchungen zeigen, haben 20 Minuten Massage bei einem stationären Patienten dieselbe Wirkung wie 60 Minuten Massage bei einem ambulanten Patienten oder in einem Umfeld, wie einem

Kurort", sagt Caputo. „Zwanzig Minuten erweisen sich in einem Krankenhaus als ein langer Zeitraum." Die beste „Dosis" wird sowohl durch das Wohlbefinden des Empfängers, als auch durch das Können des Gebenden bestimmt. Eine kurze Massage zweimal täglich kann besser sein, als nur eine einzige lange Massage pro Woche.

Zusätzlich zum Erzeugen körperlichen Wohlbefindens kann Berührung auch ein sinnvoller Weg für Menschen sein, um während schwieriger Zeiten eine Verbindung aufzunehmen. „Es gehört zu den Tatsachen des Lebens, wenn auch nicht zu den schönen, dass der Körper des Menschen seine Funktionen einstellen kann", sagt Caputo. „Sie haben die Wahl, wie Sie für den Menschen da sein wollen. In der heutigen Zeit hängen wir ständig an unseren Kommunikationsgeräten – Menschen texten statt sich zu berühren – aber Berührung ist eine wunderbare Möglichkeit für Menschen, in solchen Zeiten eine wirkliche Verbindung herzustellen."

Pflegepersonen übernehmen eine überwältigende Menge an unterschiedlichen Aufgaben – Rechnungen bezahlen, saubermachen, kochen, Besorgungen machen – von denen viele nicht einmal wahrgenommen werden. Der Mangel an Anerkennung gibt den Pflegenden manchmal das Gefühl, sie müssten noch mehr machen, bis sie völlig erschöpft sind. Caputo glaubt daran, dass eine Massage eine Möglichkeit sein kann, um die Fürsorge spürbar zu machen. „Wenn Sie eine halbe Stunde damit verbringen, Ihren Angehörigen zu massieren, sind die Chancen groß, dass darüber gesprochen wird", sagt er lächelnd und tut so, als hielte er das Telefon ans Ohr. „Ihre Mutter bekommt einen ‚Anruf' und sagt: ‚Oh, mein Sohn hat mir eben eine Massage gegeben. Ich fühle mich so viel besser!' Es ist etwas, was beiden in Erinnerung bleibt, etwas was Sie gern tun und was immer anerkannt wird. Und mehr noch, Sie können sich danach Zeit nehmen, darüber nachzudenken, was Sie während dieser Erfahrung gefühlt haben. Vielleicht können Sie sich das Versprechen geben, sich danach zehn Minuten für sich selbst zu nehmen, was eine gute Art der Fürsorge für Sie selbst wäre."

Obwohl Caputo sehr gern unmittelbar nach dem Unterricht die Pflegenden zum Krankenzimmer zurückbegleiten würde, um Ihnen eine private Anleitung zu geben, ist nach einem Kurs fast nie genug Zeit, den Absolventen eine Praxisstunde bei ihrem Angehörigen zu geben. „Wir haben einen sehr vollen klinischen Zeitplan am IMS, es ist daher kaum möglich, mit einer pflegenden Person für eine persönliche Supervision mitzugehen. Aber alle Massagetherapeuten am IMS sind bereit, während einer stationären Massagesitzung Unterricht für Pflegende mit einzubeziehen; z. B. werden auf der pädiatrischen Station die Eltern immer ermuntert, dazuzukommen, damit wir ihnen eine Lehrstunde in Massage geben können, außer, sie lehnen es ab."

Caputos Schwerpunkt in seiner pädiatrischen Arbeit ist die Linderung der Symptome, die typisch für Krebserkrankungen bei Kindern und deren Behandlung sind, und um Kindern im Endstadium der Krankheit tröstende Fürsorge zu geben. Alle pädiatrischen Krebserkrankungen werden auf der pädiatrischen Station behandelt, und Caputo arbeitet sehr häufig mit Kindern, die Leukämie haben, Neuroblastome und Osteosarkome. „Sobald die Prognose erstellt wird, dass das Kind das Stadium des Sterbens erreicht hat, werden Physiotherapie und Beschäftigungstherapie eingestellt", erklärt er. „Wenn das geschieht, werden sie nicht mehr viel berührt außer beim Umdrehen, bei der Behandlung und beim Umgang mit den Eltern. In diesen Fällen wende ich die tröstende Berührungsmassage an, um dem Kind in seinen letzten Tagen Entspannung und Trost zu geben.

Die Zustimmung, Berührungstherapie anzuwenden, hole ich bei der ersten beratenden Sitzung von den Eltern ein. Ich erkläre genau, was ich tun werde, wo und wie die Massage gegeben wird. Die Eltern erhalten die Möglichkeit zuzuschauen, zu lernen und mitzumachen. Bei sehr kleinen Kindern massiere ich oft zuerst eines der Elternteile. Dann kann das Kind sehen, dass alles in Ordnung ist; die Eltern sind glücklich und das Kind fühlt sich sicher und macht mit. Ich arbeite mit den Eltern, ich arbeite mit dem Kind, und dann arbeiten die Eltern mit dem Kind."

Massage wird immer häufiger verwendet, um die Symptome bei Menschen mit Krebs zu mildern, und viele Einrichtungen bieten sie jetzt als Teil eines integrativen medizinischen Service an. Wenn Sie für jemanden sorgen, der Krebs hat, und Sie den Nutzen der Berührung für die Linderung von Symptomen erkunden wollen, fragen Sie bei Ihrer Krankenversicherung nach, ob es integrative Praktiker gibt oder sie Ihnen helfen können, einen qualifizierten Praktiker zu finden. Im Abschnitt „Ressourcen" am Ende des Buches werden einige Organisationen genannt, die Ihnen möglicherweise helfen können, eine erfahrene Fachperson zu finden.

Kapitel 12: Tröstende Berührung in der Palliativpflege

Trost und Lebensqualität werden immer wichtiger, je schwächer die Gesundheit ist. Wenn keine ärztliche Hilfe und keine Besserung möglich sind und ein Mensch sich dem Ende seines Lebens nähert, kann er sich bei einem Hospizprogramm anmelden, das sich bemüht, Trost anzubieten und gleichzeitig die Schmerzen zu kontrollieren und die Krankheitssymptome zu bewältigen. Hospizpflege kann zu Hause und in einer Pflegeeinrichtung erteilt werden. Häufig läuft sie im Rahmen eines integrativen Ansatzes. Zusätzlich zu dem, was vom medizinischen Standpunkt aus notwendig ist, werden in der palliativen Pflege auch die sozialen, geistigen und seelischen Bedürfnisse des Betroffenen bedacht. Konventionelle Krankenpflege, seelsorgerische Betreuung und soziale Angebote können ausgeweitet werden durch Geist-Körper-Therapie, Massage, Aromatherapie, Akupunktur oder andere Techniken.

Wenn jemand im Sterben liegt, gibt es eine Reihe von Medikamenten und Behandlungen, die einige der Symptome, unter denen er leidet, mildern. Das sind unter anderem Medikamente und Behandlungen, die helfen zu entspannen, die den Schmerz lindern, Erregungszustände auflösen, die Atmung durch Sauerstofftherapie verbessern und Sekrete trocknen, die Blockaden verursachen. Die Sterbephase kann ein sehr aktiver Prozess sein. Der Betroffene kann eine Reihe von Symptomen erleben, von denen einige Verzweiflung hervorzurufen scheinen und schwer mit anzuschauen sind. Der sterbende Mensch kann komatös sein oder aufgebracht, Schwierigkeiten beim Atmen und hörbare Blockaden in der Brust haben. Er kann Fieber haben und sich heiß anfühlen, wenn man ihn an der Brust oder Stirn berührt, oder aber kalte Hände und Füße haben. Andere ruhen still und friedlich, wenn sie ihren letzten Atemzug tun.

Wenn ein geliebter Mensch stirbt, ist es das Wichtigste, bei ihm zu bleiben. Menschen brauchen Unterstützung während des Sterbeprozesses, besonders wenn eine langwierige Krankheit vorausgegangen ist. Viele

Menschen, die beruflich in der Gesundheitsfürsorge beschäftigt sind, besonders Mitglieder der Hospizteams sowie Pfleger und Familienangehörige, übernehmen eine Begleitung rund um die Uhr und wechseln sich dabei ab, bei dem sterbenden Menschen zu wachen. Medikamentöse Behandlung kann zwar das körperliche Wohlbefinden unterstützen, aber die pflegenden Personen möchten auch durch ihre Gegenwart und durch Berührung dazu beitragen. Eine Handmassage kann wertvoll sein, um frühzeitig zu merken und anteilnehmend zu begleiten, wenn der Sterbeprozess beginnt. Wenn Sie das Bedürfnis nach Berührung haben und es sich richtig anfühlt, werden Sie wissen, was zu tun ist. Diese Erfahrung am Lebensende kann dadurch mehr Bedeutung erhalten, und oft ist dies etwas, woran der Pflegende sich später erinnert. Die Wirkung der Berührung schafft ein besonderes Band.

Sie werden vielleicht feststellen, wenn Sie Zeuge werden, wie ein Mensch im Sterben liegt, dass Sie in einer Weise emotional betroffen sind, die Sie unter Umständen nicht erwartet haben. Bedenken Sie, Ihre Gegenwart macht einen Unterschied, und auch wenn Sie die sterbende Person nicht berühren, sind Ihr Mitgefühl und Ihre Besorgnis wertvoll. Es kann auch wie ein Geschenk sein, die Möglichkeit gewährt zu bekommen, in solch einer bedeutungsvollen Zeit anwesend zu sein.

Anwesend sein, um zu trösten

Wenn innerhalb des Hospizes die Ziele der Fürsorge darin liegen, zu trösten und die Schmerzen zu lindern, kann Berührung eine wichtige Rolle spielen. Der Pflegeplan kann in dieser Zeit häufig wechseln und gewisse frühere Einschränkungen können gelockert werden. Das Hospizteam arbeitet zusammen und tut sein Möglichstes, um Leiden zu mindern und die Lebensqualität zu verbessern.

Eine Untersuchung verglich die Möglichkeiten von „Massage" und „Berührung", um Schmerzen und Verzweiflung zu verringern und die Lebensqualität von Menschen mit fortgeschrittener Krebserkrankung zu verbessern.

Die „Massage" wurde etwa 30 Minuten lang von einer Massagetherapeutin durchgeführt, die die Art der Streichungen und den Ort – meistens den Oberkörper – auswählte. In der Kontrollgruppe „Berührung" wurden beide Hände jeweils etwa drei Minuten lang auf den Empfänger aufgelegt und zwar für insgesamt 30 Minuten an verschiedenen Orten – Hals, Schulterblätter, unterer Rücken, Waden, Fersen, Knie, Füße, Schlüsselbeine, Unterarme und Hände. Um Intentionseffekte auszuschließen, wurde den Gebenden in der Kontrollgruppe aufgetragen, von 100 bis 7 rückwärts zu zählen, Kinderreime zu zitieren oder ihren Tagesablauf zu planen (Kutner et al., 2008).

Wie die Ergebnisse zeigten, gingen sowohl Massage, als auch einfache Berührung mit statistisch signifikanten Verbesserungen bei den unmittelbaren und langfristigen Schmerzempfindungen einher. Beide Gruppen zeigten bei wöchentlichen Tests statistisch signifikante Verbesserungen in Bezug auf körperliches und emotionales Leid und Lebensqualität. Die Forscher hielten fest, dass sie keine statistisch signifikanten Unterschiede in Hinblick auf ungünstige Vorfälle oder Todesfälle bei dieser Population mit fortgeschrittenem Krebs gefunden hatten, obwohl gewisse Vorbehalte hinsichtlich der Gefahrlosigkeit von Massage bei Krebs bestehen. Hiermit erweist sich diese Untersuchung als vielversprechendes Modell für zukünftige klinische Erprobungen bei Menschen in der Hospiz- und Palliativpflege (Kutner et al., 2008, S. 377).

Eine jüngere Untersuchung zum Nutzen palliativer Pflege, die zusätzlich zur Standardbehandlung vorgenommen wurde, hat Folgendes ergeben: Wenn Lungenkrebspatienten im Endstadium diese Pflege zum Zeitpunkt ihrer Diagnose angeboten wurde, berichteten sie, dass sie glücklicher und beweglicher waren und weniger Schmerzen hatten; sie lebten fast drei Monate länger als andere Kranke, die nur die Standardbehandlung erhielten (Temel et al., 2010). In der Studie wurde zwar nicht detailliert beschrieben, wie der Behandlungsplan der Palliativpflege im Einzelnen aussah, und doch spricht es Bände, welchen Wert die Behandlungen und Interventionen offensichtlich hatten, indem sie den Menschen dabei halfen, sich besser zu fühlen.

„Wissen sie, dass ich da bin?"

Wenn der geliebte Mensch seine Fähigkeit verliert, zu kommunizieren oder normal zu interagieren, im Koma liegt oder sich dem Ende seines Lebens nähert, fragen sich die Angehörigen oft, ob er überhaupt weiß, dass sie da sind. Oft wird voller Verzweiflung gefragt: „Was soll ich machen? Was soll ich zu ihr sagen? Weiß sie, dass ich da bin?" Wenn man ihnen dann sagt „Ja, sie weiß es.", ist das Gefühl der Erleichterung groß, und oft beschäftigt sich die Familie dann mit der Bewusstlosen weiter. Berührung kann eine zusätzliche hilfreiche Kommunikationsmöglichkeit mit jemandem sein, der nicht reagieren kann, da unsere Berührung oft unsere Gefühle und Absichten weiterhin übermittelt.

Es erfordert einige Vorüberlegungen, um Massage mit jemandem zu teilen, der nicht bewusst anwesend ist. Einige Menschen scheinen nur bewusstlos zu sein, sind aber durchaus in der Lage, mit den Augen zu blinzeln oder einen Finger zu heben, um ihre Wünsche deutlich zu machen. Jemand, der wirklich bewusstlos ist, kann aber nicht mit Ihnen kommunizieren, auf Sie reagieren oder Ihnen ein Feedback zur Massage geben. Wenn Sie nicht verantwortlich für die Pflege des Empfängers sind, müssen Sie sich in Zusammenarbeit mit dem Arzt und Pflegeteam die Erlaubnis für die Massage einholen.

Wenn Sie normalerweise nicht mit der alltäglichen Pflege des Empfängers zu tun haben, sollten Sie, bevor Sie mit der Massage beginnen, andere Pflegepersonen bitten, den bewusstlosen Menschen umzudrehen und in die richtige Position für die Durchführung der Massage zu bringen. Luftweg und Atmung des Patienten müssen geschützt werden, es ist daher nicht empfehlenswert, ihn flach auf den Rücken zu legen. Sie müssen vielleicht auch Kissen und Polster verwenden, um ihn in der für eine Massage besten Position zu stützen. Vergewissern Sie sich, ob der Kopf so gelagert ist, dass ihm das Atmen leicht fällt, und wenn er in der endgültigen Position ist, ob die Polster und Kissen nicht die Luftwege blockieren oder die Atmung behindern.

Es mag sich merkwürdig anfühlen, eine Handmassage mit einem Menschen zu teilen, der bewusstlos ist, und Sie halten es vielleicht nicht für sinnvoll. Obwohl der bewusstlose Mensch nicht in der Lage ist, mit Ihnen zu kommunizieren, sollten Sie unbefangen mit ihm sprechen und ihm erklären, was Sie bei der Massage tun. Die Massagestreichungen sollten leicht und vorsichtig angewendet werden. Sie bemerken vielleicht Kontrakturen und andere Auswirkungen der Bettlägerigkeit, zusätzlich zum Verlust an Muskelmasse, Tonus, Bindegewebe und Fettpolstern, wenn die Person schon längere Zeit im Koma liegt. Wenn Sie Zweifel haben, halten Sie einfach ihre Hand, aufmerksam und ganz zugewandt.

Wenn man Menschen pflegt, die sich nicht mehr äußern können oder die ohne Bewusstsein sind, fragt man sich vielleicht, ob die eigene Anwesenheit irgendeinen Unterschied macht. Diese Frage lastet schwer auf den Familienmitgliedern, Freunden und Pflegern und sie hat die Psychotherapeutin Jeanne Denney dazu angeregt, eine einzigartige Studie zu entwerfen, die untersuchte, wie die Anwesenheit eines anderen Menschen einen Komatösen beeinflussen kann.

„Das Biofeedback-Programm des *Institute of HeartMath* schien uns ein gutes Werkzeug zu sein", erklärte Denney, „denn es wurde als Mittel entwickelt, um messbare physische Parameter zu erheben, um nicht-verbale Interaktionen und deren Zusammenhang mit emotionalen Zuständen zu untersuchen." Sie rekrutierte Freiwillige für dieses Experiment, die entweder ein Training in Meditation oder anderer Körperarbeit besaßen. Bevor sie in einen Raum des Hospiz' gingen, wurde ihnen aufgetragen, irgendeine Art von Zentrierungstechnik durchzuführen. Sowohl den Gebenden, als auch den Empfängern wurden Sensoren an den Fingern angebracht und die Schwankungen ihrer Herzfrequenz (HRV / *heart rate variability*) wurden verglichen, während die Gebenden am Bett des Patienten saßen. Konnten die Freiwilligen genügend Einfluss auf die Schwankungen der Herzfrequenz des Patienten haben, um Letztere dazu zu bringen, sich an die der Freiwilligen anzugleichen oder sie gar zu spiegeln?

„Obwohl man in einer Hospiz-Population selten wirkliche Kohärenzmuster erhält, stellten wir im Durchschnitt einen Anstieg der Kohärenzgrade fest, wobei die Grafiken sowohl beim Betreuenden als auch beim Patienten parallele Reaktionsmuster der Herzvariabilität zeigten", sagte Denney. Ihre Untersuchung, zu der vier empfangende Personen gehörten, zeigte einen Kohärenzanstieg in 14 von 28 Sitzungen, parallele Reaktionen wurden in 23 von 28 aufgezeichnet (Denney, 2008).

Es gab klare Anzeichen für die Fähigkeit, in einem Zustand der Bewusstlosigkeit Beziehungen aufzunehmen. „Es gab zum Beispiel eine Patientin im Koma, die ich vor meiner Studie zehn Monate lang behandelt hatte", erklärte Denney. „Bei dieser Patientin saß gerade einer der freiwilligen Mitarbeiter, als ich hereinkam, um die Aufzeichnungen zu prüfen; bei meinem Eintreten veränderte sich das Muster der Herzfrequenz der Patientin und es wurde ein kohärenterer Status festgestellt." Als in einigen der späteren Sitzungen Berührung mit eingesetzt wurde, führte das zunächst zu einer Art Schreckreaktion, was dafür spricht, bei Menschen in diesem Zustand einen vorsichtigen und sehr bewussten Ansatz zu wählen.

Nach Denneys Meinung unterstützt diese Pilotstudie die Einschätzung von Pflegenden und Menschen, die mit Sterbenden arbeiten, dass zwischen ihnen und den Sterbenden ein sehr subtiler Austausch stattfindet, selbst wenn die Menschen sich am Ende ihres Lebens in einem nicht-kommunikationsfähigen Zustand befinden. „Patienten scheinen Beziehungen zu zuverlässigen, liebevollen pflegenden Personen zu brauchen, die sie unterstützen", folgerte sie. Und natürlich würde dieser Kontakt verbessert, wenn die Pflegenden das verinnerlichten und das Gefühl hätten, die Patienten seien sich ihrer Gegenwart bewusst.

Oft sprechen Menschen, die zum Zeitpunkt des Todes eines geliebten Menschen anwesend sind, von einer Fügung in der zeitlichen Koordinierung. Es wurde bspw. beobachtet, dass der sterbende Mensch auf die Ankunft eines wichtigen Familienmitgliedes wartet, bevor er loslässt. Ebenso scheint ein Sterbender auf das Fortgehen eines Freundes oder Familienmitgliedes zu warten, wenn er sich unwohl dabei fühlt, dass jemand Zeuge seines Sterbens wird. Manchmal „wartet" die Person auf die Anwesenheit eines Praktikers der Gesundheitsfürsorge, bevor sie stirbt, weil sie möglicherweise versucht, ihre Angehörigen der Verantwortung zu entheben, mit dieser Situation fertig werden zu müssen. Oft sind die Familienmitglieder dem Verstorbenen auch dankbar für diese Rücksichtnahme. Als Beweis für die Macht der Liebe kann dieser Aspekt der geistigen Kraft in der Pflege am Lebensende durchaus einen großen Einfluss haben.

Eine Rückkehr zum Geist

Bei jeder Veränderung in unserem Leben, wie sie nun einmal eine Krankheit darstellt, fragen wir uns, wie sie unser Leben beeinflussen wird: Sind wichtige Dinge noch nicht gesagt? Wie gehe ich mit dem Thema Sterben um? Müssen noch Angelegenheiten geregelt werden? Was liegt vor mir? Wird es ein Gefühl des Abschlusses geben? Die Menschen versuchen auf unterschiedliche Weise, damit fertig zu werden.

Einige Pflegende verfallen ins Leugnen, ignorieren das Offensichtliche und tun so, als sei alles in Ordnung – eine effektive Weise, sich selbst vor dem Zusammenbrechen zu schützen. Einige fahren mit der Routine ihres Lebens fort, weil es ihnen hilft, sich normal zu fühlen und die Kontrolle zu behalten. Andere lenken sich beständig davon ab, über ihren Kummer und den bevorstehenden Verlust nachzudenken, indem sie geschäftig den Tagesablauf der kranken Person organisieren und sie aus dem Bett holen – manchmal gegen ihren Willen – um sie zu füttern, anzuziehen und zu baden.

Andere drücken ihre Gefühle – Angst, Schmerz und Groll – aus, indem sie ihre Unzufriedenheit äußern. Viele fangen an, neu zu verhandeln, in der Hoffnung, Dinge zum Besseren wenden zu können, wobei sie sich an jede Hoffnung klammern. Die meisten sind deprimiert und traurig über den bevorstehenden Verlust und sprechen über ihre Einsamkeit und die schlimmen Veränderungen. Schließlich, wenn die sterbende Person zu leiden scheint, akzeptieren die Familienangehörigen den bevorstehenden Verlust und heißen die Erleichterung willkommen, die der Tod bringen wird.

Wenn ein starkes Bedürfnis vorhanden ist, den sterbenden Menschen aktiv zu halten, kann Massage dabei helfen, diesen dringenden Wunsch in den Griff zu bekommen, wenn er nicht länger umsetzbar ist. Verbringt man Zeit mit dem Menschen, indem man sinnvolle Dinge tut, hilft dies, den Eindruck der schwindenden Zeit zu mildern. Während man eine Handmassage teilt, scheint sich die Zeit zu verlangsamen und auszudehnen; die Gelegenheit für Gespräche wird ergriffen: „Welche Wünsche hast du für das Ende deines Lebens? Wie möchtest du, dass wir für dich sorgen sollen?" Trost und Entspannung, die durch ein intimes und geteiltes Erleben ermöglicht werden, bereiten u. U. den Boden für ein Gespräch.

Das Erleben der Berührung kann den Anstoß geben, sich an das Leben zurückzuerinnern, das man zusammen gehabt hat und es Revue passieren zu lassen. Man kann Erfolge und stolze Augenblicke, große Ereignisse in seinem Leben, gute Zeiten, Freundschaften, wichtige Personen, Urlaube und Feiern an sich vorüberziehen lassen. Die Gefühle, die man zur Zeit eines Ereignisses empfunden hat, können neu erlebt und genossen werden.

Vielleicht benutzen oder benötigen Sie keine Worte und betreten das Reich des Geistes, das Ihr inneres Leben ist, gefüllt mit Gefühlen, Empfindungen, Bildern und Träumen. Dies ist auch ein fließender Strom des Austausches. Auch er kann ein tief empfundenes Gefühl von Verbundenheit sein, während Sie langsamer werden und die Zeit vergessen. Jacques Lusseyran, ein Schriftsteller, der als Kind erblindete, beschrieb in seinem Buch *And There Was Light* (Und es wurde Licht), wie wichtig Berührung ist und wie sie strahlt. Er schilderte eine sensible Berührung als Möglichkeit, sich in ein Objekt oder eine Person einzustimmen und dem Strom, den sie besitzen, zu erlauben, „sich mit dem eigenen zu verbinden, wie Elektrizität. Oder anders ausgedrückt, dies bedeutet, ein Ende des Lebens vor den Dingen, und der Anfang des Lebens mit ihnen" (Lusseyran, 1987, S. 27).

Bei der Pflege am Ende eines Lebens wenden Menschen sich oft ihren religiösen oder spirituellen Praktiken zu, um Trost, Unterstützung und Verbindung zu einer göttlichen Quelle zu finden. Die Oberin Jean A. Leone ist geschäftsführende Direktorin und Verwaltungsleiterin für Hospiz- und Palliativangebote der *Villa Marie Claire* in *Saddle River, NJ*, einer neuen Einrichtung, die vom *Holy Name Medical Center* entwickelt wurde, um den wachsenden Bedarf nach mitfühlender Fürsorge am Lebensende kranker Patienten und ihrer Angehörigen zu gewährleisten. In der *Villa Marie Claire* ist das Umfeld ein wichtiger Aspekt der Fürsorge, in dem sich Patienten und Familienangehörige aus allen religiösen, sozialen und wirtschaftlichen Bevölkerungsgruppen wohlfühlen sollen und Frieden finden können, wenn sie sich am Ende ihrer Lebensreise befinden. Es ist Oberin Leones Aufgabe, sich zu vergewissern, dass angemessene geistliche Fürsorge als Teil dieser integrativen und religionsübergreifenden Dienste angeboten wird.

„Berührung kann zwar für Trost und Bindung an eine andere menschliche Seele sorgen, aber sie verbindet nicht notwendigerweise mit einer ‚höheren Quelle'", sagt Oberin Leone. „Spirituelle Gegenwart in der Fürsorge am Lebensende ist meiner Meinung nach etwas anderes. Berührung kann sicher Ruhe bringen und Bindung anbahnen, aber man muss wissen, wie wichtig die Kenntnis und das Verstehen unterschiedlicher Glaubenswege ist, um Energie aus deren Quellen zu ermöglichen, ganz gleich wie diese Quelle vom Individuum und seinem einzigartigen Weg bestimmt wird."

Sie erklärt die Rolle des Einzelnen, der solch eine seelsorgerische Fürsorge an einem religionsübergreifenden Ort anbietet, als Fähigkeit, Unterschiede zu überwinden und den Menschen dort zu treffen, „wo er sich zu diesem Zeitpunkt befindet". „Bei diesem Prozess ist es wichtig, einen sicheren und angenehmen Ort zur Verfügung zu stellen, der es dem Geist erlaubt, hervorzutreten und gegenwärtig zu sein. Die Person, die spirituelle Begleitung anbietet, hilft dem Patienten oder dem Angehörigen dann dabei, Bereiche zu erforschen, die ihn beunruhigen und einen friedvollen Tod verhindern", erklärt sie. „Das können Sorgen um die Angehörigen sein, über den Sinn und das Ziel des Lebens, den Sinn der Schmerzen und des Leidens, Ängste vor dem Tod, Vergebung, Fragen nach dem Jenseits und dem Glaubensverständnis des Betroffenen."

Während die Hospiz-Bewegung wächst, wächst auch immer mehr das Bewusstsein, wie notwendig es ist, jeglichen religiösen Hintergrund oder die spirituellen Praktiken der Patienten und ihrer Familien zu respektieren.

Dies unterstreicht auch wieder die Notwendigkeit, als Team zusammenzuarbeiten.

Den Kreis der Pflegenden erweitern

So liebevoll die pflegenden Personen auch sein mögen, so oft sind sie auch erschöpft. Zu Hause sind es hauptsächlich die Verwandten, auf die der sterbende Mensch sich verlässt. Sie verabreden sich und sorgen für die gesamte notwendige Pflege. Auch das Pflegepersonal des Krankenhauses oder Hospizes versucht, das eigene Lebens mit dem Wachen am Krankenbett unter einen Hut zu bringen. Da kann es sehr wohl Zeiten geben, wo alle selbst eine Massage gebrauchen könnten, statt sie zu geben.

In einer Forschungsarbeit wurden die Auswirkungen einer 25-minütigen Fuß- oder Handmassage auf das Wohlbefinden von Menschen untersucht, die in ihrem Zuhause palliative Pflege für Angehörige leisteten. In neun Sitzungen, die über einen Zeitraum von zwei Wochen abgehalten wurden, konnten die Pflegenden entscheiden, entweder eine Fuß- oder eine Handmassage zu erhalten. Die Massagen wurden mit langsamen Streichungen, leichtem Druck und kreisenden Bewegungen durchgeführt, meistens schweigend. Alle Teilnehmer hatten die Wahl, die Behandlung alleine oder in Gegenwart des Familienmitgliedes zu erhalten; die meisten wählten letztere Möglichkeit. Sie wurden ermuntert, nach der Massagesitzung 30 Minuten zu ruhen.

„Trotz ihrer Sorgen, Müdigkeit und belastenden Situation wurde die Massage als etwas erlebt, das ihnen ein Gefühl der inneren Stärke und des Wohlbefindens ermöglichte – für einen Augenblick oder einen größeren Zeitraum", stellten die Forscher fest (Cronfalk, Strang und Ternestedt, 2009, S. 2228). In Interviews schilderten Pflegende positive Gefühle, wie bspw. Entspannung, stärkere Vitalität und einen meditativen geistigen Zustand.

Wenn Familienmitglieder oder Freunde Sie fragen, wie sie helfen können, wäre vielleicht eine Handmassage eine Möglichkeit der Unterstützung. Wenn man eine kleine Gruppe bildet, um miteinander tröstende Berührung zu lernen und auszuüben, könnte man von der Berührung profitieren und gleichzeitig die Isolation mildern, die Pflegende oft empfinden. Wenn wir die Hand ausstrecken, um zu helfen, scheinen unsere einzelnen Bemühungen oft klein zu sein. Aber dann streckt eine Person die Hand aus und dann eine weitere. Bald ist es eine Gemeinschaft von Händen, die allen, die teilhaben, hilft, die strahlende Gabe von Körper, Energie und Geist zu teilen.

Berührung teilen

Ihre Gegenwart ist ein Geschenk

Roberts große braune Augen schauten traurig auf seinen Vater, der im Bett des Pflegeheims lag. Sein Vater war vor kurzem aus dem Krankenhaus gekommen, und er hatte sich verändert. Er schien weniger „gegenwärtig" zu sein, mehr ein Teil der zukünftigen Welt als der hiesigen. In diesem Augenblick schlief er fest, lag auf dem Rücken und schnarchte, dass es laut durch den Raum hallte.

Robert nahm an einem Forschungsprojekt über Berührung teil und hatte seinem Vater ein paar Wochen lang Handmassage gegeben. Jetzt fragte er sich aber, ob er seinen Vater berühren oder ihn alleinlassen sollte. Die Frage, ob bei einem schlafenden Patienten tröstende Berührung angewendet werden sollte, war dem leitenden Psychologen der Studie vorgetragen worden, und dieser schlug vor, die pflegenden Personen sollten je nach Situation entscheiden, ob Berührung angemessen wäre:

War es die Zeit nach dem Mittagessen, eine übliche Schlafenszeit für viele der Bewohner? Gab es irgendwelche Schwierigkeiten in der Nacht davor und im Laufe des Tages? War er normalerweise sehr aufgeregt und die Ruhe wäre deshalb sehr wichtig für sein Wohlbefinden? Wenn die Antwort auf eine dieser Fragen „Ja" war, dann sollte der Pfleger diese Sitzung entweder übergehen oder, wenn möglich, überlegen, ob er später wiederkommen könnte. Wenn der Bewohner sich aber üblicherweise zwischen Wachen und Schlafen hin- und herbewegte, wenig Besucher hatte und daher wenig Gelegenheit zum Berühren, dann sollte der Pflegende fortfahren, wenn es ihm in Ordnung zu sein schien.

Da Roberts Vater die meiste Zeit seit seiner Rückkehr aus dem Krankenhaus bewusstlos gewesen war, beschloss Robert, mit der Berührung weiterzumachen. Er hatte das OK des Arztes, die Berührung wieder aufzunehmen, da es keine Befürchtungen in Bezug auf irgendwelche gesundheitlichen Probleme gab. Robert begann seine Sitzung, indem er seinem Vater erklärte, was er tun würde. Er ging vorsichtig vor und achtete auf Zeichen von Widerstand.

Robert war ein wenig skeptisch, als er anfing, den Arm des Vaters entlangzustreichen, und er fragte sich vermutlich, ob das, was er tat, irgendeinen Unterschied machte. Und dennoch glaubte er, dass er, wo er schon einmal da war, die Gelegenheit nutzen könnte, um die Möglichkeiten zu erforschen, die dieses Treffen bot. Er hatte keine Antworten, nur Fragen.

Er machte langsam weiter, massierte die Finger und hielt dann die Meridianpunkte an den Fingerspitzen. Robert, ein muskulöser Mann Anfang Vierzig, stand neben dem Bett, als er die Berührung anwandte. Obwohl er entspannt war und sanft vorging, bildeten sich Schweißperlen auf seinem Gesicht. Es war Winter, und die Heizung im Zimmer des Vaters war hochgedreht.

Robert beendete die rechte Hand und sah auf seinen Vater, der sich während der 15 Minuten Berührung nicht bewegt hatte und keine noch so leichte Veränderung in seinem Gesicht oder seiner Haltung zeigte. Robert überlegte, ob er weitermachen sollte, besonders da das bedeutete, auf die andere Seite des Bettes zu gehen und genau neben der Heizung zu stehen, die die Hitze ins Zimmer blies.

Pflichtbewusst, wenn auch etwas widerstrebend, begann Robert, um das Fußende des Bettes herum zur anderen Seite zu gehen. Als er das machte, geschah etwas äußerst Merkwürdiges. Sein Vater hob schweigend die linke Hand und hielt sie ihm hin, ohne die Augen zu öffnen, den Mund zu schließen oder sich in irgendeiner anderen Weise zu verändern. Roberts große Augen wurden noch größer, als er dies mit Erstaunen gewahrte. Forschungsarbeiten können solch ein Ereignis nicht erfassen; sie sind nicht darauf angelegt, individuelle Geschichten zu erzählen. Und doch hatte es hier eine dieser grundlegenden Erfahrungen gegeben, die diese Art von Projekt so lohnend machen. Es war auch eine Lektion, die uns daran erinnert, dass wir nicht eine Reise in entlegene Gebiete machen müssen, um dem Unbekannten zu begegnen; unser eigener Körper, unsere Energie und unser Bewusstsein – die täglich bei uns sind – bieten uns ausreichend Mysterien, die es zu erforschen gilt.

In einem nicht wachen Zustand hatte Roberts Vater eine Geste benutzt, um zu kommunizieren. Es war, als sagte ein Teil seines Vaters: „Ja, hier ist meine Hand, nimm meine Hand, und bitte teile deine belebende Berührung mit mir. Ich bin hier und warte auf dich." Robert ging zur anderen Seite des Bettes und nahm die Hand seines Vaters, jetzt mit etwas mehr Zuversicht, dass Gegenwart und Berührung von ihnen beiden geteilt wurden.

Die innere Praxis

Eine Sitzung beenden

Wenn Sie das Empfinden haben, dass Sie das Ende der Zeit erreicht haben, in der Sie tröstende Berührung teilen können, sorgen Sie für ein Gefühl der Vollendung, indem Sie sich an einige abschließende Schritte halten. Wenn Sie in vorhersagbarer Weise beginnen und enden, vermitteln Sie dem Empfänger Ihre Absicht und bauen durch das sich wiederholende Ritual Vertrauen auf.

Zu einem einfachen Ritual gehört es, genauso aufzuhören, wie Sie begonnen haben:

1. Wenn Sie mit dem Streichen von Hand und Arm oder dem Halten des Meridianpunktes geendet haben, entfernen Sie Ihre Hände vorsichtig aus dem physischen und energetischen Kontakt. Danken Sie dem Empfänger für die gemeinsame Zeit.

2. Bleiben Sie neben dem Empfänger, um ihn zu beobachten: Beurteilen Sie seinen Gesichtsausdruck, den Rhythmus seines Atmens, die Position seiner Arme und Hände, seine Stimmung. Überdenken Sie jede Veränderung, die Sie sehen. Denken Sie darüber nach, was Sie gemacht haben und was Sie nächstes Mal anders machen könnten.

3. Beobachten Sie sich selbst und Ihren Atemrhythmus, den physischen und energetischen Zustand Ihres Körpers und Ihre Gedankenmuster. Gibt es da einen Unterschied, verglichen mit dem Zeitpunkt, als Sie angefangen haben? Lassen Sie sich einen Moment Zeit, diese möglichen Veränderungen wahrzunehmen und zu fühlen.

4. Wenn Sie bereit sind, stehen Sie auf und gehen Sie zum Waschbecken, um sich gründlich die Hände zu waschen. Machen Sie das aufmerksam, lassen Sie das Wasser eine Reinigungsquelle sein und spüren Sie gleichzeitig ein Gefühl der Verbindung zu den sich erneuernden Energien der Natur.

Literatur

Alexander, W. (2009): HeartMath. Lilipoh 14, 55. Accessed on May 26, 2011 at www.lilipoh.com/articles/2009Issues/Spring2009/HeartMath.aspx

Bakalar, N. (2009): Five-second touch can convey specific emotion, study finds. New York Times, August 11, 2009, p. D3.

Barnett, K. (1972): A survey of the current utilization of touch by health team personnel with hospitalized patients. International Journal of Nursing Studies 9, 4, 195–209.

Benjamin, B.E., Sohnen-Moe, C. (2005): The Ethics of Touch. Tucson, AZ: SMA Inc.

Broyard, A. (1990): Good books about being sick [Book review]. New York Times, April 1, 29.

Butts, J.B. (2001): Outcomes of comfort touch in institutionalized elderly female patients. Geriatric Nursing 22, 4, 180–184.

Cassileth, B.R., Vickers, A.J. (2004): Massage therapy for symptom control: Outcome study at a major cancer center. Journal of Pain and Symptom Management 28, 3, 244–249.

Center for Disease Control and Prevention (2010): Hand Hygiene Basics. Atlanta, GA: Center for Disease Control and Prevention. Accessed on May 26, 2011 at www.cdc.gov/handhygiene/Basics.html

Chao, L.E, Zhang, A.L., Liu, H.E., Cheng, M.H., Lam H.B., Lo, S.K. (2009): The efficacy of acupoint stimulation for the management of therapy-related adverse events in patients with breast cancer: A systematic review. Breast Cancer Research and Treatment 118, 2, 255–267.

Chen, M.L., Lin L.C., WU S.C., Lin, J.G. (1999): The effectiveness of acupressure in improving the quality of sleep of institutionalized residents. The Journals of Gerontology Series A: Biological Sciences and Medical Sciences 54, 8, 389–394.

Childre, D., Martin, H. (with Beech, D.) (2000): The HeartMath Solution. San Francisco, CA: Harper San Francisco. *Deutsch:* Die HerzIntelligenz® Methode. Gesundheit stärken, Probleme meistern – mit der Kraft des Herzens. Kirchzarten: VAK ⁴2012

Clear, T. (trans.) (1986): The Inner Teachings of Taoism by Chang Po-Tuan. Boston, MA: Shambhala Publications.

Clement, J. (1987): Touch: Research findings and use in preoperative care. AORN Journal 45, 6, 1429–1439.

Coakley, A.B. and Duffy, M.E. (2010): The effect of therapeutic touch on postoperative patients. Journal of Holistic Nursing 28, 32 193–200.

Cronfalk, B.S., Strang, P., Ternestedt, B.M. (2009): Inner power, physical strength and existential well-being in daily life: Relatives' experiences of receiving soft tissue massage in palliative home care. Journal of Clinical Nursing 18, 15, 2225–2233.

Denney, J. (2008): The effects of compassionate presence on people in comatose states near death. United States Association for Body Psychotherapy Journal 7, 2, 11–25.

Eisenberg, D.M., Kessler, R.C., Foster, C., Norlock, F.E., Calkins, D.R., Delbanco, T.L. (1993): Unconventional medicine in the United States. Prevalence, costs, and patterns of use. New England Journal of Medicine 328, 4, 246–252.

Ellis, A., Wiseman, N., Boss, K. (1991): Fundamentals of Chinese Acupuncture (revised edn). Brookline, MA: Paradigm Publications.

Field, T. (2000): Touch Therapy. London: Churchill Livingstone. *Deutsch:* Streicheleinheiten. Gesundheit und Wohlergehen durch die Kraft der Berührung. München: Droemer Knaur 2003.

Field, T.M., Schanberg, S.M., Scafidi, F. Bauer, C.R., Vega-Lahr, V., Garcia, R., Nystrom, J., Kuhn, C.M. (1986): Tactile/kinesthetic stimulation effects on preterm neonates. Pediatrics 77, 5, 654–658.

Gallop, R. (2003): Reiki: A supportive therapy in nursing practice and self-care for nurses. Journal of New York State Nurses Association 34, 1, 9–13.

Gray, H. (1977): Anatomy, Descriptive and Surgical. Revised American, from the fifteenth English edition (Pick, T.P., Howden, R., eds). New York, NY: Bounty Books.

Harris, M., Richards, K.C. (2010): Physiological and psychological effects of slow-stroke back massage and hand massage on relaxation in older people. Journal of Clinical Nursing 19, 7–8, 917–926.

Hawranik, R, Johnston, P., Deatrich, J. (2008): Therapeutic Touch and Agitation in Individuals with Alzheimer's Disease. Western Journal of Nursing Research, 30, 4, 417–434.

Hertenstein, M.J., Keltner, D., App, B., Bulleit, B.A., Jaskolka, A.R. (2006): Touch communicates distinct emotions. Emotion 6, 3, 528–533.

Hertenstein, M.J., Holmes, R., McCullough, M., Keltner, D. (2009): The communication of emotion via touch. Emotion 9, 4, 566–573.

Hicks Moore, S.L., Robinson, B.A. (2008): Two interventions to decrease agitation in residents with dementia. Dementia: The International Journal of Social Research and Practice 7, 1, 95–108.

Hollinger, L.M., Buschmann, M.B.T. (1993): Factors influencing the perception of touch by elderly nursing home residents and their health caregivers. International Journal of Nursing Studies 30, 5, 445–461.

Hsieh, L.L., Kuo, C.H., Lee, L.H., Yen, A.M., Chien, K.L. and Chen, T.H. (2006): Treatment of low back pain by acupressure and physical therapy: Randomised controlled trial. British Medical Journal 332, 7543, 696–700. doi:10.1136/bmj.38744.672616.AE. Accessed on May 26, 2011 at www.ncbi.nlm.nih.gov/pmc/articles/PMC1410852

Institute of HeartMath (2011): Welcome to Tools for Well-Being. Accessed on May 7, 2011 at www.heartmath.org/free-services/tools-for-well-being/tools-for-well-being-home.html

International Center for Reiki Training (2011): What is Reiki? Southfield, MI: International

Center for Reiki Training. Accessed on April 29, 2011 at www.reiki.org/faq/whatisreiki.html

Jhaveri, A., Walsh, S.J., Wang, Y., McCarthy, M., Gronowicz, G. (2008): Therapeutic touch affects DNA synthesis and mineralization of human osteoblasts in culture. Journal of Orthopaedic Research 26, 11, 1541–1546.

Kaada, B., Torsteinbø, O. (1989): Increase of plasma ß-endorphins in connective tissue massage. General Pharmacology: The Vascular System 20, 4, 487–489.

Kilstoff, K., Chenoweth, L. (1998): New approaches to health and well-being for dementia day care clients, family carers and day-care staff. International Journal of Nursing Practice 4, 70–83.

Kim, M.S., Cho, K.S., Woo, H.M., Kim, J.H. (2001): Effects of hand massage on anxiety in cataract surgery using local anesthesia. Journal of Cataract & Refractive Surgery 27, 6, 884–890.

Kolcaba, K., Schirm, V., Steiner, R. (2006): Effects of hand massage on comfort of nursing home residents. Geriatric Nursing 27, 2, 85–91.

Kramer, N., Smith, M. (1999): Music and touch therapies for nursing home residents with severe dementia. LTC. Psychologists in Long Term Care Newsletter 12, 4, 7–8.

Kutner, J.S., Smith, M.C., Corbin, L., Hemphill, L., Benton, K., Mellis, B.K., Beaty, B., Felton, S., Yamashita, T.E., Bryant, L.L., Fairclough, D.L. (2008): Massage therapy versus simple touch to improve pain and mood in patients with advanced cancer. Annals of Internal Medicine 149, 6, 369–379.

Labyak, S.E., Metzger, B.L. (1997): The effects of effleurage backrub on the physiological components of relaxation: A meta-analysis. Nursing Research 46, 1, 59–62.

Leboyer, F. (1976): Loving Hands. The Traditional Art of Baby Massage. New York, NY: Newmarket Press. *Deutsch:* Sanfte Hände: Die traditionelle Kunst der indischen Baby-Massage. München: Kösel ^{14}1999.

Lee, M.S., Pittler, M.H., Ernst, E. (2008): Effects of Reiki in clinical practice: A systematic review of randomized clinical trials. International Journal of Clinical Practice 62, 6, 947–954.

Long, A.F. (2008): The effectiveness of Shiatsu: Findings from a cross-European, prospective observational study. Journal of Alternative and Complementary Medicine 14, 8, 921–930.

Lowen, A. (1990): Bioenergetics for Grace and Harmony. New York, NY: Macmillan.

Lusseyran, J. (1987): And There Was Light. New York, NY: Parabola Books.

Maciocia, G. (1989): The Foundations of Chinese Medicine. A Comprehensive Text for Acupuncturists and Herbalists. London: Churchill Livingston. *Deutsch:* Grundlagen der chinesischen Medizin: mit Zugang zum Elsevier-Portal. München: Urban & Fischer/Elsevier ^{2}2008.

Malaquin-Pavan, E. (1997): Therapeutic benefit of touch-massage in the overall management of demented elderly. Recherche en Soins Infirmiers 49, 11–66.

Matsubara, T., Arai, Y.C., Shiro, Y., Shimo, K., Nishihara, M., Sato, J., Ushida, T. (2011): Comparative effects of acupressure at local and distal acupuncture points on pain conditions and autonomic function in females with chronic neck pain. Hindawi Publishing Corporation, Evidence Based Complementary and Alternative Medicine, vol. 2011, article ID 543291, 6 pages. doi: 10.1155/2011/543291. Accessed on May 26, 2011 at www.hindawi.com/journals/ecam/2011/543291

McCraty, R., Atkinson, M., Tomasino, D., Tiller, WA. (1998): The Electricity of Touch: Detection and Measurement of Cardiac Energy Exchange Between People. In: K.H. Pribram (ed): Brain and Values: Is a Biological Science of Values Possible? Mahwah, NJ: Lawrence Erlbaum Associates. Available at www.heartmath.org/research/research-publications/electricity-of-touch-page-7.html

Memorial Sloan-Kettering Cancer Center (2011): Integrative Medicine Service. New York, NY: Memorial Sloan-Kettering Cancer Center. Accessed on May 9, 2011 at www.mskcc.org/mskcc/html/1979.cfm

Montagu, A. (1978): Touching: The Human Significance of the Skin (2nd edn). New York, NY: Harper & Row. *Deutsch:* Körperkontakt. Die Bedeutung der Haut für die Entwicklung des Menschen. Stuttgart: Klett-Cotta [12]2012.

Moore, J.R., Gilbert, D.A. (1995): Elderly residents: Perceptions of nurses' comforting touch. Journal of Gerontological Nursing 21, 1, 6–13.

Mower, M. (1999): Massage boosts the immune system. Massage Magazine, March/April, 50–54.

Moyer C.A., Rounds J., Hannum, J.W (2004): A meta-analysis of massage therapy research. Psychological Bulletin 130, 1, 3–18.

New York State Office of the Professions (2010): Education Law, Article 155, Massage Therapy. New York, NY: New York State Education Department. Accessed on April 28, 2011 at www.op.nysed.gov/prof/mt/article155.htm

Ni, M. (trans) (1995): The Yellow Emperor's Classic of Medicine: A New Translation of the Neijing Suwen with Commentary. Boston, MA: Shambhala Publications.

Oh, H.J., Park, J.S. (2004): Effects of hand massage and hand holding on the anxiety in patients with local infiltration anesthesia. Taehan Kanho Hakhoe Chi 34, 6, 924–933.

Olson, K., Hanson, J. (1997): Using Reiki to manage pain: A preliminary report. Cancer Prevention and Control 1, 2, 108–113.

Osaka, I., Kurihara, V., Tanaka, K., Nishizaki, H., Aoki, S., Adachi, I. (2009): Endocrinological evaluations of brief hand massages in palliative care. Journal of Alternative and Complementary Medicine 15, 9, 981–985.

Oschman, J. (2000): Energy Medicine. The Scientific Basis. London: Churchill Livingston. *Deutsch:* Energiemedizin: Konzepte und ihre wissenschaftliche Basis. München: Urban & Fischer/Elsevier [2]2009.

Pearce, J.C. (1980): Magical Child. Rediscovering Nature's Plan for Our Children. New York, NY: Bantam Books.

Pearce, L. (2010): What is Therapeutic Touch? Therapeutic Touch Network of Canada (TTNO) newsletter, in touch, Autumn 2010. Accessed on April 18, 2011 at www. therapeutictouchontario. org/index.php/newsletter/articles-therapeutic-touch/whatistherapeutictouch

Rapaport, M.H., Schettler, P., Bresee, C. (2010): A preliminary study of the effects of a single session of Swedish massage on hypothalamic-pituitary-adrenal and immune function in normal individuals. Journal of Alternative and Complementary Medicine 16, 10, 1079–1088.

Remington, R. (2002): Calming music and hand massage with agitated elderly. Nursing Research 51, 5, 317–323.

Robert H. Lurie Comprehensive Cancer Center of Northwestern University (2004): Introduction to Goals of Care. Accessed on May 26, 2011 at http://endoflife.northwestern.edu/goals_of_care/what.cfm#A Brief Introduction

Sansone, R., Schmitt, L. (2000): Providing tender touch massage to elderly nursing home residents: A demonstration project. Geriatric Nursing 21, 6, 303–308.

Shainberg, C. (2005): Kabbalah and the Pover of Dreaming. Rochester, VT: Inner Traditions. *Deutsch:* Traumleben und Lebenstraum: Erwache zu einem visionären Leben. Burgrain: KOHA 2007.

Smith, A., Kimmel, S., Milz, S. (2010): Effects of therapeutic touch on pain, function and well being in persons with osteo-arthritis of the knee: A pilot study. Internet Journal of Advanced Nursing Practice 10, 2, 1–25. Accessed on May 9, 2011 at www.ispub.com/journal/the_internet_journal_of_advanced_nursing_practice/volume_10 number_2_11/article/effects-of-therapeutic-touch-on-pain-function-and-well-being-in-persons-with-osteo-arthritis-of-the-knee-a-pilot-study.html

Snyder, M., Egan, E.C., Burns, K.R. (1995): Interventions for decreasing agitation behaviors in persons with dementia. Journal of Gerontological Nursing 21, 7, 34–40.

Tappan, F., Benjamin, P. (1998): Tappan's Handbook of Healing Massage Techniques: Classic, Holistic, and Emerging Methods (3rd edn). Stamford, CT: Appleton & Lange.

Temel, J.S., Greer, J.A., Muzikansky, A., Gallagher, E.R., Admane, S., Jackson, V.A., Dahlin, C.M., Blinderman, C.D., Jacobsen, J., Pirl, WE, Billings, J.A., Lynch, T.J. (2010): Early palliative care for patients with metastatic non-small-cell lung cancer. New England Journal of Medicine 363, 8, 733–742.

Trombley, J. (2003): Massage therapy for elder residents: Examining the power of touch on pain, anxiety, and strength building. Nursing Homes Magazine, October 1. Accessed on May 9, 2011 at www.allbusiness.com/health-care-social-assistance/nursing/684317-1.html

Trungpa, C. (2009): Smile at Fear. Awakening the True Heart of Bravery. Boston, MA: Shambhala Publications. *Deutsch:* Der Angst ein Lächeln schenken – Erwecke das wahre Herz der Tapferkeit. Oberstdorf: Windpferd 2011.

Tsang, K.L., Carlson, L.E., Olson, K. (2007): Pilot crossover trial of Reiki versus rest for treating cancer-related fatigue. Integrative Cancer Therapies 6, 1, 25–35.

Uvnas Moberg, K. (2003): The Oxytocin Factor. Tapping the Hormone of Calm, Love and Healing. Cambridge, MA: Da Capo Press.

Vortherms, R. (1991): Clinically improving communication through touch. Journal of Gerontological Nursing 17, 5, 6–9.

Wang, H.L., Keck, J.E (2004): Foot and hand massage as an intervention for postoperative pain. Pain Management Nursing 5, 2, 59–65.

Wilkinson, S., Barnes, K., Storey, L. (2008): Massage for symptom relief in patients with cancer: Systematic review. Journal of Advanced Nursing 63, 5, 430–439.

Wong-Baker FACES Foundation (2011): Wong-Baker FACES Pain Rating Scale. Accessed on June 15, 2011 at www.wongbakerfaces.org

Woods, D.L., Beck, C., Sinha, K. (2009): The effect of therapeutic touch on behavioral symptoms and cortisol in persons with dementia. Research in Complementary Medicine 16, 3, 181–189.

World Health Organization (2009a): How to Handrub? Geneva: World Health Organization. Accessed on April 10, 2011 at www.who.int/gpsc/5may/How_To_HandRub_Poster.pdf

World Health Organization (2009b): How to Handwash? Geneva: World Health Organization. Accessed on April 10, 2011 at www.who.int/gpsc/5may/How_To_HandWash_Poster.pdf

Yang, M.H., Wu, S.C., Lin, J.G., Lin, L.C. (2007): The efficacy of acupressure for decreasing agitated behavior in dementia: A pilot study. Journal of Clinical Nursing 16, 2, 308–315.

Zick, S.M., Alrawi, S., Merel, G., Burris, B., Sen, A., Litzinger, A., Harris, R.E. (2011): Relaxation acupressure reduces persistent cancer-related fatigue. Hindawi Publishing Corporation, Evidence-Based Complementary and Altenative Medicine 10, vol. 2011, article ID142931, 10 pages. doi: 10.1155/2011/142913. Accessed on April 15, 2011 at www.hindawi.com/journals/ecam/2011/142913/abs

Hilfreiche Adressen

Thema Demenz
Bundesministerium für Familie, Senioren, Frauen und Jugend
    www.wegweiser-demenz.de
Bundesministerium für Gesundheit
    www.bmg.bund.de/pflege/demenz/krankheitsbild-verlauf.html
Deutsche Alzheimer Gesellschaft e.V., Selbsthilfe Demenz
    www.deutsche-alzheimer.de
    Alzheimer-Telefon: 030 – 259 37 95 14 / Mo bis Do 9-18 Uhr, Fr 9 bis 15 Uhr
Kompetenzzentrum Demenz Schleswig-Holstein
    Alter Kirchenweg 33-41, 22844 Norderstedt
    Vertretungsberechtigter Vorstand: Swen Staack
    staack@demenz-sh.de / www.demenz-sh.de / Telefon: 040 – 60 92 64 20
Firma Wehrfritz / Eva-Maria Popp
    www.miteinander-leben.de
Montessori-Pädagogik für Senioren
    www.nonna-anna.com

Thema Pflege
Bundesministerium für Gesundheit:
    www.bundesgesundheitsministerium.de (Publikationen)
    Kostenlose Broschüre „Pflegen zu Hause"
WIR! Stiftung pflegender Angehöriger
    Brigitte Bührlen, Ickstattstraße 9, 80469 München
    Telefon: 089 – 40 90 79 05
    kontakt@wir-stiftung.org / www.wir-stiftung.org

Thema Hospiz
Deutsche Hospiz- und PalliativStiftung
    www.dhp-stiftung.de
    Telefon: 030 – 8 20 07 58 -16

Thema Integrierte Versorgung
Deutsche Gesellschaft für Integrierte Versorgung im Gesundheitswesen e.V.
    www.dgiv.org

Stichwortverzeichnis

A

Abschluss 157
Achtsamkeit 57, 68, 168
Agitiertheit 48, 194
Akupressur 48
Akupunktur 47, 60
Akzeptanz und Ungezwungenheit 71
Akzeptanz von Berührung 73
Alexander, W. 59f.
Alternativen zur Massage 107
And There Was Light 218
Angst 38, 62, 75, 174, 206
Angstreduktion 34
Anpassung an Bedürfnisse 187
Antidepressiva 105
Antidiabetika 105
Anwesenheit, tröstende 212
Armeschwingen 41
Art der Berührung 56
Arthritis 198
ärztliche Zustimmung 123
Atmen in Harmonie 115
Atmung 205
Aufgabenorientierung 18
Aufmerksamkeit 55, 125
Aufrechterhaltung 30
ausgemergelt 195
Ausrichten der Aufmerksamkeit 56
Ausrüstung 119
äußere Medizin 19
AV Fistel 200

B

Bakalar, N. 73
Barnes, K. 36
Barnett, K. 35
Beck, C. 109
„bedingungslose positive Wertschätzung" 185
Bedürfnisse des Empfängers 30
Beenden 166
Begrüßung 127
Behaglichkeit 18

Benjamin, B. E. 108, 111
Benjamin, P. 108
Beobachten 130
Bergstellung 54
beruhigend 29
Berührung
– als Kommunikation 15
– als Sprache 72
– Mangel an 32
– ohne Bewegung 108
– täglich einbinden 167
Berührungstherapie für Pflegende 204
Bewegung und Stille 89, 160
Bewusstheit 30, 55, 59, 63, 168
Bewusstheit für Körper und Atem 25
Bewusstmachen 89
Bewusstsein 127
Biofeedback-Programm 215
biomagnetisches Feld 63
Blutdruck 73, 75
Blutdruckmessgeräte 202
Blutdrucksenkende Medikamente /
  Antihypertensiva 106
Blutgerinnsel / Thrombose 99
Blutgerinnung 98
Bluthochdruck 102
Blutplättchen 98
Blutungen oder
  Blutungsstörungen 98, 101
Blutverdünner 104
Bonding, menschliches 67
Boss, K. 88
Bresee, C. 35
Brusttubus 201
Burns, K. R. 35
Buschmann, M. B. T. 74, 173
Butts, J. B. 108, 118

C

Caputo, Rocco 204
Carlson, L. E. 108
Cassileth, B. R. 205
*Center for Disease Control and
  Prevention* 124, 158

Chao 85
Chemotherapie 104
Chen, M. L. 48
Chenoweth, L. 62, 63, 133, 188
Childre, D. 50
chinesische Medizin 17, 19, 47, 60
Chromogranin A 34
Chronische Krankheiten 102
Cleary, T. 29
Clement, J. 37
Coakley, A. B. 109
Copstead 37
Cronfalk, B. S. 220

D

Dauer der Berührung 56
Dauer der Sitzung 206
Daumen 77
Deatrich, J. 109
Definition von Massage 32
Dehydrierung 196
Demenz 187
Denney, Jeanne 215f.
Desinfektionsmittel 160
Dickdarm 4 (Di 4 – Hegu) 81, 150
distaler Effekt 78
Disziplin 117
Diuretika 106
Drainagetubus 201
Dreifacher Erwärmer 4
  (3 E4 – Yang Qi) 84, 154
Druckstärke 89
Duffy, M. E. 109
Dünndarm 3 (Dü 3 – Houxi) 83, 153

E

Egan, E. C. 35
Einfluss
  – von Emotionen 59
  – von Gedanken 59
Einsatz alternativer Medizin 38, 95
Einverständniserklärung 122
Einzigartigkeit der Berührung 15
Eisenberg, D. M. 31
Elder, J. D. 57, 68, 167, 177, 181, 190

elektromagnetisches Feld 50
Ellenbogen 141, 164
Ellis, A. 88
Emotionen, herausfordernde 178
Empfänger 128
  – es dem ... bequem machen 129
  – und sich selbst beobachten 224
  – vorbereiten 128
Ende der Sequenz 156
Endorphine 36
Energien 14, 45, 50
Energiepfade 47
Energiesystem 47
Entspannung 19, 35, 62, 73, 75, 220
Entspannungsreaktion 178
Entzündungen 99
Erden, sich 25, 53
Erlaubnis 125
Erschöpfung 49
Ernst, E. 108
Ethik 109

F

fachliche Hilfe 204
Fatigue, reduzierte 49
Fieber 99
Field, Tiffany 32, 38
Finger 147, 165
Fingerknöchel 143, 164
Fingernägel 124
Fingerspitzen 87, 155
Fokus 57, 162
Forschung 32
Freundlichkeit 175
Frühgeborene 32

G

Gallob, R. 108
ganzheitliches Heilen 31
ganzheitliche Krankenpflege 109
Gebenden, Komfort des 131
Gedeihstörung 32
Gefühle, der eigenen ... bewusst
  sein 127
Gefühle zum Ausdruck bringen 72

Gegenwart 62
Gehirn 58
 – Einfluss von Gedanken und Emotionen auf das ... 58f.
Geist 14, 51, 55, 78, 217
 – der Kommunikation 61
Gelenke 140
„gemeinsam empfundene Wirkung der strahlenden Energie" 51
Gemeinschaft der Pflegenden 21
Geschichten
 – Anna und Frau F. 23
 – Irene und Joseph 66
 – Janel 134
 – Jean und Frau N. 39
 – John und Christine 182
 – Louis 52
 – Mary und Frau T. 91
 – Robert 221
 – Sarah und Frau M. 113
gesunde Hände 124
Gesundheitszustand 49
geteilte Berührung 17
Gilbert, D. A. 35, 37, 74, 139
Glaubenswege 219
Gleichgewicht 171
Gray, H. 77
Grenzen 111

H

Handbeschwerden 198
Hände 71
 – anwärmen 41
 – Kommunikation durch 72
 – Physiologie und Sensibilität 77
 – reiben 41
 – Sensibilität der ... 17
 – Zustand der ... 123
Händewaschen 110, 124, 159, 224
Handfläche 146, 164
Handgelenk 142, 164
Handhygiene 124
Handmassage
 – Studie 62
 – Wirkung der ... 17
Handrücken 144

Handschuhe 119
Hand, strahlende 90
Hannum, J. W. 32, 34
Hanson, J. 108
Harnkatheter 200
Harris, M. 19, 75, 118
Haut 77, 123
Hautausschläge 197
Hautprobleme 196
Haut scannen 92f.
Hautverletzungen 100
Hawranik, P. 109
Herausforderungen 62, 171
Hertenstein, Matthew J. 73
Herz 50, 60
Herzerkrankungen 192
Herzfrequenz 59
Herzmonitore 202
Hicks-Moore, S. L. 188
Hollinger, L. M. 74, 173
Hsieh, L. L. 49
Husten 193

I

Intensität der Berührung 56
Imagination 115, 161
Immunschwäche 102
Immunsuppressiva 106
Implantate 102
individuelle Bedürfnisse erkennen 122
Infektionen 99
 – verhindern 110, 124
Infektionsrisiken 194
Inhalatoren 194
innere „Arzneien" 29
innere Medizin 19
innere Quelle der Weisheit 59
inneres Gefühl für das Richtige 66
innere Übung 57
Institute of HeartMath 50, 59f.
Integrative Gesundheitsförderung 14
Integrative Medizin 21, 31
integrativer Ansatz 211
Integratives Therapieprogramm 79
Intensität der Berührung 56
Intentionseffekte 213

International Center for Reiki
    Training 108
Intimität 74
intravenöse Leitungen 199

J

Jahreszeit 179
Jhaveri, A. 109
Jing 180
Johnston, P. 109
Jugendliche 79

K

Kaada, B. 36
Kachexie / Auszehrung 101, 190, 195
Katheter 200
Keck, J. F. 19, 35f., 76
Kerzen 117, 119
Kilstoff, K. 62f., 133, 188
Kim, M. S. 75
Kimmel, S. 109
Kinder 79
    – im Endstadium einer Krankheit 208
Knochenbrüche 99
Kohärenz 50
Kolcaba, K. 19, 76
Kolostomiebeutel 200
Koma 214
Kommunikationsprobleme 176
Kommunikation, verbesserte 62
komplementäre und alternative
    Medizin 31
Kontemplation 60
Kontraindikationen 98, 122
Kontraindikationen und
    Vorsichtmaßregeln 97
    – für die gebende Person 123
Kontrakturen 198
Kontrollgeräte 202
    – für den Sauerstoffsättigungswert 202
Körper 14, 29
Körper-Energie-Geist-
    Ansatz 14, 21, 31, 55
körperliche Reaktionen 31
Kortisol 34

Kramer, N. 19, 31, 188
Krankenhaus 18
Krankheiten 187
    – des Nervensystems 102
    – lebenswichtiger Organe 103
Kreativität 64, 117
Krebs 36, 49, 101, 189, 205
Kreis der Pflegenden erweitern, Den 220
kreisförmiges Reiben 140
Krieger, Dolores 109
künstliche Nägel 125
Kutner, J. S. 37, 213

L

Labyak, S. E. 34
Laxanzien 107
Lebensende 214
Lebensqualität 37, 211
Leboyer, Frederick 65
Lee, M. S. 108
leichte Berührung 139, 164
Leone, Jean A. 218
Leugnen 217
lokaler Effekt 78
lokale und distale Effekte 78
Long, A. F. 49
Lotionen 119, 190
Lowen, A. 172
Lungenentzündung 194
Lungenkrankheiten 193
Lusseyran, Jacques 218
Lymphödem 99

M

Maciocia, G. 83f.
Malaquin-Pavan, E. 188
Mangel an Berührung 32
Marasmus 32
Martin, H. 50
Massage, Anwendungsbereiche 19
    – für Pflegende 220
    – lernen und anwenden 18
    – Studien 33
    – Vergleich mit Berührung 213
Massagetherapie-Praxis 97

Matsubara, T. 49
McCraty, R. 50, 59
Medikamente 104
 – gegen Übelkeit 105
Meditation 20, 57, 175
Medizin, innere und äußere 19
Memorial Sloan-Kettering Cancer Center 190, 204
menschliches Bonding 67
Menschsein, Aspekte des ... 14
Meridiane 17, 48
Meridianpunkte 77, 89, 149, 165
Meridian-Schlüsselpunkte der Hand 80
Metzger, B. L. 34
Milz, S. 109
Miner, Wendy 190
mitfühlende Präsenz 57
Mitose 46
Monitore 202
Montagu, A. 15, 32, 77
Moore, J. R. 35, 37, 74, 139
Morgenmensch 179
Mower, M. 35
Moyer, C. A. 32, 34
Müdigkeit 180
Musik 119

N

Nach der Sitzung 132
Nachtmensch 179
Nasenkanüle 203
Negativität 184
Ni, M. 171
„Nichts" passiert 176

O

Offenheit 39
Oh, H. J. 75
Öl 119
Olson, K. 108
Ort der Berührung 55
Osaka, I. 19, 34f., 74
Oschman, James 46, 64
Osteoporose 103
Oxytocin 35, 178

P

Palliativpflege 19, 37, 121, 211
Paralyse 191
Park, J. S. 75
Pearce, L. 67, 109
peinliche Augenblicke 177
Perikard 6 (Pe 6 – Neiguan) 85, 151
Perikard 8 (Pe 8 – Lao gong) 86, 152
Pfad des Energieflusses 16
Pflegeheim 18, 35
Pflegeplan 121
Pflegestandard 96, 110
Pflegeziele 120
Pittler, M. H. 108
Planung 117
Portnoy, Russell 190
postoperative Schmerzen 19
Präsenz, mitfühlende 57
Privatsphäre 125

Q

Qi 47, 90, 180
Quelle der Kreativität 20

R

Rapaport, M. H. 35
Ratlosigkeit 13
Raum aufmerksam betreten 125
Reaktionen beobachten 130
Reflexion 132
Reiki 108
Religion 219
Remington, R. 188
Respekt 125
Rhythmus
 – der Berührung 56
 – der Sitzung 118
Richards, K. C. 19, 75, 118
richtige Bedingungen schaffen 127
Ringen nach Luft 193
Robert H. Lurie Comprehensive Cancer Center of Northwestern University 120
Robinson, B. A. 188
Rogers, Carl 185

Rooney, Diane 79
Rounds, J. 32, 34
Ruhe 172

S

Sansone, P. 188
Sauerstoffmaske 202f.
Schettler, P. 35
Schirm 19
Schlaf 48
Schlaganfall 191
Schmerzen 74, 100
Schmerzlinderung 76
Schmerzmittel 104
Schmerzreduktion 36, 49
Schmerzskala 195
Schmitt, L. 188
Schmuck 125
Schulter 140, 164
Schultergelenk 164
Schutzkleidung 110
Schwangerschaft 103
Schwedische Massage 36
Schwellungen 103
Sedativa 104
Seele 60
Selbstbeherrschung 168
Selbstentdeckung 51
Selbsterkenntnis 38
Selbstfürsorge 168
Selbstmanagement 59
Selbstvertrauen 113
Selbstwertgefühl 37
Sensibilität 35, 76, 172
Shainberg, Catherine 43, 115f.
Shen 17, 79, 180
Shiatsu 48
Sichelzellanämie 79
sichere Umgebung 109
Sicherheit 206
Sicherheitszone 126
Sinha, K. 109
Sinnesinformationen 77
Sinnhaftigkeit 31
Sitzung beenden 132, 224
Sitzung vorbereiten 163

Smile at Fear 175
Smith, A. 109
Smith, M. 19, 31, 188
Snyder, M. 35, 75
Sohnen-Moe, C. 111
sprechende Hände 72
Steiner, R. 19
Sterbeprozess 211
Steroide 106
Stille und Bewegung 89, 160
Storey, L. 36
Strahlen 13, 15, 45
strahlende Hand 90
Strang, P. 220
Stress 73
Stressreduktion 34, 37, 74
Symptome bewerten 195
synchron sein 51

T

Tagesziel 179
taktile Stimulation 77
Tappan, F. 108
Teamwork 180
Temel, J. S. 213
Tempo der Berührung 56
 – verlangsamen 171
Ternestedt, B. M. 220
Therapeutic Touch 109
Therapeutische Berührung 109
The Yellow Emperor's Classic 172
Torsteinbø, O. 36
Touch Research Institutes an der Universität von Miami 32
Trachealtubus 200
trockene Haut 196
Trombley, J. 188
Trost 35, 52, 211f.
Trungpa, Chogyan 175
Tsang, K. L. 108
Tuben und andere Hilfsmittel 199

U

Übertragung 112
Übungen 25, 60

Uhrzeit 179
Umfeld 179
 – verändern 179
Unausstehlichkeit 177
unkontrollierte Symptome 100
Untersuchungsergebnisse 73
Usui, Mikao 108
Uvnas Moberg, K. 178

V

Variabilität 50
Veränderungen im Umfeld 179
Verbundenheit 35, 65, 89, 175
Verfeinerung 20
Verhaltensänderungen, positive 49
Verlassen des Raums 132
verlegene Liebe 13
Verletzungen 196, 197
Verlust 217
Verweilen an einem Punkt 89
Verwirrtheit 194
Vickers, A. J. 205
Villa Marie Claire 218
Vitalität 220
Vorbereitung 123, 128, 137
 – der Sitzung 137
Vorsichtsmaßnahmen 101, 107, 122
Vorteil für den Gebenden 37
Vortherms, R. 36, 126

W

Wang, H. L. 19, 35f., 76
Weinen 178
Weisheit 59
Wertschätzung der Pflegenden 207
Wesentliches 19
Widerstand 173
Wilkinson, S. 36
Wirkung der Handmassage 17
Wiseman, N. 88
Wohlbefinden 74, 76, 207
Wohltaten der Berührung 29
Wong-Baker FACES-Beurteilungsskala für Schmerz 196
Wong-Baker FACES Foundation 196

Woods, D. L. 109
World Health Organization 124, 158
Wucherungen (gut- oder bösartig) 100

X

xin 60

Y

Yang, M. H. 48
Yuen, Jeffrey C. 20

Z

Zeitpunkt der Sitzung 118
Zentrierung 25, 61, 127, 184
Zick, S. M. 50, 90
Ziele 30, 117, 137
Zimmertemperatur 130
Zubehör zusammenstellen 119
Zustimmung 109, 208
 – des Arztes 122
 – des Empfängers 122

Praxisbücher von Prof. Dr. Erich Kasten

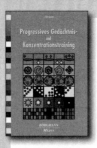

Erich Kasten
Progressives Gedächtnis- und Konzentrationstraining

Am Anfang des Bandes finden Sie einen Test, mit dem Sie prüfen können, ob Sie wirklich Schwierigkeiten des Behaltens haben. Das Buch erklärt dann, wie man Texte bearbeitet, die wichtigsten Informationen herausfiltert und wie man sich diese am besten einprägen kann.
In zehn Kapiteln werden anschließend kurze Artikel vorgelegt, die auf diese Weise bearbeitet werden sollen. Die Abfrage der Informationen wird durch eine riesige Fülle von Übungen verzögert, z.B. Konzentrationstrainings, Aufgaben zum Leseverständnis, freies Zeichnen, fehlende Buchstaben finden, Fehlersuche, Übungen zum logischen Denken, den Weg durch ein Labyrinth suchen, Aufgaben zur Rechtschreibung und zum Kopf- und Textaufgaben-Rechnen, Geheim-Code-Entziffern, Sätze ergänzen, Altgedächtnis prüfen und vieles andere mehr. Die Bearbeitung macht Spaß, der Übende lernt Gedächtnistechniken anzuwenden und merkt rasch, dass man Informationen auf diese Weise gut behalten kann. Die einzelnen Kapitel haben ansteigenden Schwierigkeitsgrad, sowohl bei den Merk- als auch bei den Konzentrationsübungen, und sind dadurch für nahezu alle Gruppen von Betroffenen gut geeignet.

2. Aufl. 2014, 232 S., Format 16x23cm, br, Alter: ab Jugendalter
ISBN 978-3-938187-61-6 | Bestell-Nr. 9412 | 17,90 Euro

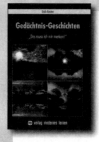

Erich Kasten
Gedächtnis-Geschichten
„Das muss ich mir merken!"

Aus Erfahrungen zu lernen ist nur möglich, indem wir das Erlebte in unserem Gehirn abspeichern, und ohne Gedächtnis könnten wir uns in dieser Welt weder zurecht finden, noch weiterentwickeln. Wir könnten uns kein neues Wissen merken, keine Termine im Kopf behalten und würden uns in derselben Umgebung jedes Mal wieder verirren.
Das Gedächtnis ist damit eine der wichtigsten Funktionen des menschlichen Verstandes. Dieses Buch fokussiert darauf, wie man Informationen aus Texten systematisch und schnell erfassen kann. Hierzu werden (überwiegend frei erfundene) Zeitungsartikel präsentiert, die der Leser durcharbeiten soll und deren Information dann über mehrere Übungsdurchgänge hinweg immer wieder abgefragt werden. Gepaart wird dieses Gedächtnistraining mit dazwischengesetzten Konzentrationsübungen, Denksportfragen und kreativen Aufgaben, so dass niemals Langeweile aufkommt.

2018, 256 S., Format 16x23cm, br, Alter: ab 15
ISBN 978-3-8080-0815-7 | Bestell-Nr. 5230 | 19,95 Euro

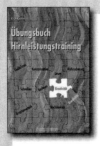

Erich Kasten
Übungsbuch Hirnleistungstraining

Hier finden Sie 137 abwechslungsreiche Übungen mit insgesamt zweitausend Einzelaufgaben, um ein gezieltes Hirnleistungstraining durchzuführen. Anhand von Symbolen im Inhaltsverzeichnis lassen die Übungen sich leicht bestimmten Schwerpunkten zuordnen, z.B.: Konzentration, Gedächtnis, Sprache, visuelle Wahrnehmung, Lesen, Textverständnis, Schreiben, Rechnen, Graphomotorik und Nachdenken. Innerhalb der einzelnen Übungsbereiche haben die Aufgaben meist ein ansteigendes Schwierigkeitsniveau, um das Leistungsvermögen stufenweise zu erhöhen. Viele der Aufgaben fördern auch die Kreativität des Übenden und machen richtig Spaß. Ein Hirnleistungstraining mit diesem Buch wird für Jung und Alt nicht zur langweiligen Pflichtübung, sondern zur interessanten Herausforderung, an der man eigene Fähigkeiten messen und trainieren kann. Durch die große Fülle unterschiedlichster Übungen eignet das Buch sich ebenso zur Erhöhung der Konzentration bei lernschwachen Schülern, zur Behandlung von Patienten mit Leistungseinbußen nach einer Hirnschädigung wie auch zur Anregung für ältere Menschen und alle anderen, die sich geistig fit halten wollen.

8., aktualisierte Auflage 2020, 240 Seiten, 16x23cm, br, Alter: ab 18
ISBN 978-3-8080-0842-3 | Bestell-Nr. 8552 | 17,50 Euro

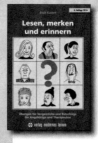

Erich Kasten
Lesen, merken und erinnern
Übungen für Vergessliche und Ratschläge für Angehörige und Therapeuten

„Das anschaulich geschriebene Arbeitsbuch über die Therapie von Störungen des Mittelzeitgedächtnisses bietet über 70 erwachsenengerechte Aufgaben für lese- und schreibfähige Patienten. Dabei gibt es acht verschiedene Aufgabentypen, wie Wortlisten merken, Zeitungsartikel lesen und wiedergeben oder Einkäufe per Liste erledigen. Durch die verschiedenen Aufgabentypen können gleichermaßen unterschiedliche Gedächtnisstrategien vermittelt, aber auch dem Lerntyp entsprechende Varianten beim Assoziieren ausfindig gemacht werden. Zu Beginn eines jeden Kapitels werden dem Leser die betreffenden Strategien dargestellt, die bei den dann folgenden 10 Aufgaben des gleichen Typs verwendet werden können. Der Übungsteil ist auch als Eigenprogramm und Therapiematerial für Kleingruppen verwendbar.
Das Buch ist allen Vergesslichen sowie deren Angehörigen und Therapeuten, die gerne mit Papier und Bleistift arbeiten, statt am Bildschirm zu sitzen, sehr zu empfehlen." Kirsten Minkwitz, Ergotherapie & Rehabilitation
„Ich empfehle das Buch Menschen jeden Alters, die einfach mal etwas für ihr Gedächtnis tun möchten, ohne größere Einschränkungen zu haben. Es gibt dem Leser die Möglichkeit, in seiner eigenen Geschwindigkeit ein strukturiertes Training zu absolvieren." Natali Mallek, www.mal-alt-werden.de

6. Aufl. 2016, 192 S., durchgehend illustriert, Format 16x23cm, br, Alter: ab 13 | ISBN 978-3-86145-332-1 | Bestell-Nr. 8533 | 15,30 Euro

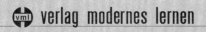

Schleefstraße 14, D-44287 Dortmund
Telefon 02 31 12 80 08, Fax 02 31 12 56 40
E-Mail: info@verlag-modernes-lernen.de
Leseproben, Rezensionen, Bestellen im Internet: www.verlag-modernes-lernen.de